KB021053

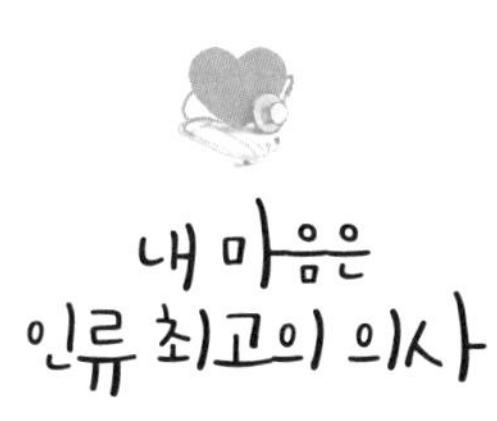
내 마음은
인류 최고의 의사

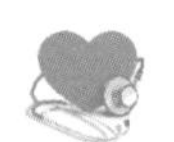

내 마음은 인류 최고의 의사

지 은 이 | 박흥모
펴 낸 이 | 김원중

편집주간 | 김무정
기 획 | 허석기
편 집 | 손광식
디 자 인 | 옥미향
제 작 | 박준열
관 리 | 차정심
마 케 팅 | 박혜경, 정혜진

초판인쇄 | 2019년 12월 10일
초판발행 | 2019년 12월 16일

출판등록 | 제313-2007-000172(2007.08.29)

펴 낸 곳 | 도서출판 상상나무
상상바이오(주)
주 소 | 경기도 고양시 덕양구 고양대로 1393 상상빌딩 7층
전 화 | (031) 973-5191
팩 스 | (031) 973-5020
홈페이지 | http://smbooks.com
E-mail | ssyc973@hanmail.net

ISBN 979-11-86172-59-9(03510)
값 15,000원

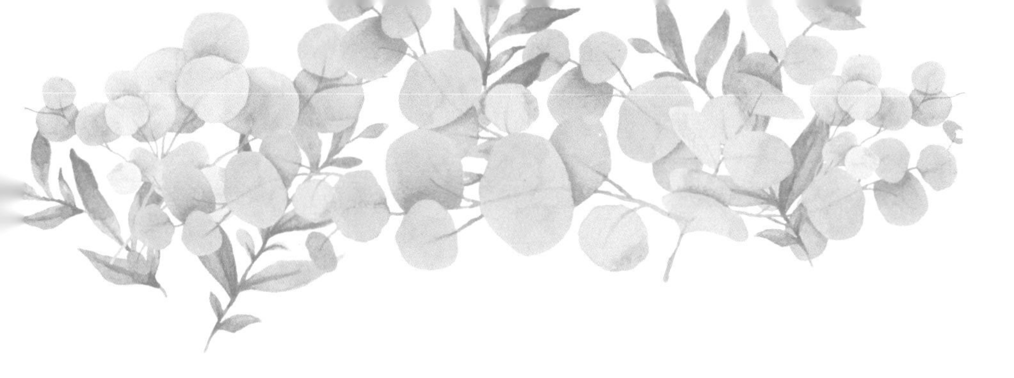

내면의 무한한 힘을 치료 에너지로 바꾸는 해독의 기술

내 마음은 인류 최고의 의사

박흥모 지음

상상나무

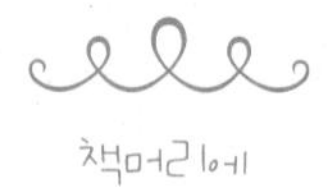

책머리에

필자는 어릴 적 초등학교 시절부터 부모님의 너무 엄한 교육관 때문에 심리적 부담감이 필요 이상 가중되어 항시 마음의 짐이 되었다. 결국 고등학교 때에 노이로제 증상이 나타나 고생하는 처지가 되었다. 대학을 졸업하고 사회생활을 시작하면서 이를 치유하려고 약물요법을 받거나 여러 종교에 편승하거나 심리요법 등을 적용하여 보았지만 여의치 못하였다. 내 나름으로 깨달음에 이르기를, 마음에서 온 병이기에 마음으로 해결해야겠다고 생각하게 되었고, 이후 마음공부를 하면서 이 증상은 서서히 치유되었다.

필자는 마음공부를 하던 중 다른 질병의 증세도 마음만으로 치유됨을 경험하면서 더욱 이러한 공부에 박차를 가하게 되었다. 그 결과 수십 가지의 병은 대부분 마음만으로 치유가 가능하다는 깨달음에 이르게 되었고, 이런 경험이 사람들에게 상당히 유익하리라 판단되어 6년 전에 『마음이 통하는 치유의 기적』이라는 책을 저술하게 되었다. 그 후 공부에 진전이 있어서 지금 다시 원고를 작성하고 있다.

현대병의 95% 이상의 원인이 마음, 즉 스트레스에 있다는 사실은 누구나 인정한다. 여기서 사소하고 가벼운 질병은 예외로 한다. 원인이 마음에 있으면 해답도 마음에서 찾아야 하는 것이 정한 이치인데, 모두가 마음은 배제한 채 화학적, 물리적인 치료만을 고집하는 데 근본 오류가 있다고 생각한다. 필자가 경험해보니 원인인 마음을 수정하면 질병은 상당히 수월하게 치유됨을 알게 되었다. 병이 순식간에 사라짐을 알게 된 것이다. 현재의 치료 방법은 증상만을 보고 처치를 한다. 원인을 분석하여 대처하는 경우는 거의 찾아볼 수가 없다. 한마디로 인간을 물질로만 본다는 얘기다. 그 안에 내재하는 마음이나 영혼은 완전히 경시하는 양태를 보여준다. 그러니 치유에 일정한 한계가 있을 수밖에 없음을 인정해야 할 것이다. 원인인 부정적인 마음의 에너지는 그대로 몸 안에 잔류하고 있기에 언제 또 작동하게 될지 모른다. 설령 치유가 됐다 할지라도 재발하든지 또는 제3의 질병이 발생할 수 있다고 생각한다. 갈수록 환자 수가 더 많이 양산되는 현상이 이를 증명한다고 말할 수 있을 것이다.

좀 더 서술한다면 스트레스가 병의 주범이라는 사실은 모든 사람들이 인정한다. 그러나 어떻게 스트레스가 작용하여 병을 만드는지에 대해서는 아직까지 현대의학에서는 전혀 밝히지 못하고 있다. 막연히 스트레스를 받으면 안 된다 하는 정도의 의식만을 가지고 있는 것이 현실이다. 필자는 수년간 이를 분석하면서 대부분의 만성병이 트라우마와 관련 있음을 알게 되었다. 사람들이 살아가면서 겪는 크고 작은 트라우마는 헤아릴 수 없이 많을 것이다. 이들 트라우마의 부정적인 에너지를 불행히도 우리 몸에서 제어할 수 없다는 데 문제가 있다. 이러한 부정적인 에너지는 무의식 속에 잔류하면서 작동하여 영혼과 몸을 혼란과 파괴에 이르게 한다. 물론 다행히도 우리 몸은 병에 대한 저항성과 면역력이 있기에 그나마 쉽게 질병에 노출되지는 않는다.

어떤 계기가 주어지면 트라우마가 작동하여 우리 뇌의 뉴런(뇌세포)을 보좌해주는 마이크로글리아 세포에 과잉 영향, 일테면 충격을 계속 가하게 되고, 그 결과 염증이 만들어진다고 한다. 뇌에서 명령이 가해지면 이들 염증은 신체의 약한 부분으로 전달되어 그 해당 부위는 통증이 수반되면서 병이 된다는 이치다. 만약 무릎으로 염증이 전달된다고 치면 무릎엔 우선 혈류량이 부족해지는 결과가 따른다. 당연히 산소 결핍이 뒤따르기에 빈혈 현상이 나타나면서 통증이 수반되고 관절염으로 발전한다는 것이다. 관절염은 단순히 무릎에만 이상이 있어서 발생하는 것이 아니라 스트레스에 의해서 발생하는 심신성 긴장 근육염 증후군이라고 한다. 대부분의 만성병들이 이런 심신성의 양상을 띠고 있다는 사실은 놀라운 것이다. 이런 이론은 이미 미국에서 세계적으로 권위 있는 의학자들에 의하여 밝혀진 것이다. 필자는 이들 학문을 나름의 방법으로 적용하여 확인하고 증명하는 셈이 되었다. 필자는 여러 질병을 완벽히 해결한 경험을 가지고 있다. 아직까지 주류 의학에서는 이들 학문을 적용하는 사례를 찾아볼 수가 없다. 그래서인지 만성병, 고질병들이 난무하는 현실이 되지 않았는가 생각한다.

병의 원인을 살펴볼 때 중요한 것은 트라우마의 부정적인 에너지가 문제라는 사실이다. 이들 부정적인 에너지의 영향이 모든 트라우마가 총체적으로 통합된 에너지라고 말하는 것은 아니다. 하나의 고유한 트라우마의 에너지가 연관되어 하나의 질병을 만든다는 점은 놀라운 사실이다. 트라우마의 비중의 크기는 크든지 작든지 상관없으며 하나의 개별 트라우마는 하나의 질병을 만든다. 그래서 그 질병과 관련된 원인인 트라우마의 부정적인 에너지를 정화 내지 소멸시키면 될 뿐이다. 그러면 자연스럽게 염증 생성이 중단되고 해당 부위는 혈류가 정상화되면서 면역력이 복구되어 질병이 순식간에 사라진다. 필자는 많은 경험을 하면서 대부분의 질병이 트라우마와 연관되어 있음을 확인하였다.

한마디로 말하면 증상은 볼 필요가 없다는 얘기다. 반드시 원인이 있기에 원인만을 분석하여 수정하거나 해제하면 질병은 순식간에 사라진다는 논리이다. 아직 객관화되지는 못하였지만 필자와 같이 공부하면서 이들 방법을 터득하여 치유의 효과를 보고 있는 사람들이 다수 있다. 필자는 원격염력을 통하여 제3자의 트라우마의 부정적인 에너지를 삭제하여 질병이 사라지게 한 경험이 상당수 있다. 그리고 이런 이론을 확립하여 적용하고 있는 미국의 의학자들은 오래전에 수천 건의 성공 사례를 말하고 있다. 이런 사실들이 필자의 말을 증명한다고 말할 수 있을 것이다.

과거의 부정적인 마음이 원인인데 그 원인인 마음을 약이나 수술로 대처한다면 과연 부정적인 마음에 얼마만큼의 영향을 줄 수 있을까? 경험상 마음만 바꾸면 질병은 수월하게 치유되는데 물질인 약이나 물리적인 방법이 마음을 바꿀 수가 있겠는지 의문시된다. 마음은 마음으로만 바꿀 수 있지 않을까? 그러니 치유는 더디고 원만한 치유를 기대하기는 어렵다고 본다. 여기에 결정적 오류가 있다고 본다.

조금 더 부언해보자. 주류 의학의 실태를 보면 현재 만성병의 치료 효과는 의식 있는 의사들의 표현에 따르면 15%~20%(이 예는 미국의 사례임) 정도밖에는 안 된다고 한다. 이것도 순수한 약물 혹은 수술 등의 시술에 의한 효과가 아니라고 한다. 이 약을 복용하면 좋아질 것이고, 이 시술을 받으면 치료가 되리라는 희망, 기대치에 의한 효과가 과반에 이른다고 한다. 한마디로 플라세보 효과가 강하다는 것이다. 실제로 치료 효과는 거의 희박함을 의사 자신들도 시인한다.

현대의학의 발전은 누구도 부인할 수 없다. 그 기여도는 인정하지만 한계가 있음이 안타까울 뿐이다. 일테면 진단을 하고, 감염성 질환이나 외상을 치료하고 즉각적인 처치가 필요한 급성 질환(심장마비, 뇌졸중 등)은 비교적 관리가 잘되어 성공적으로 치료를 하고 있다고 보인다. 하지만 만성질환은 너무도 안타까운 수준이다. 80% 정도 치유되지 않는 만성병은 어떻게 관리해야 할까? 현재의 실정으로는 의학계에서 전혀 해결의 실마리를 기대하기가 어렵지 않은가 여겨진다. 아직도 의료 체계의 방향이나 틀에 전혀 변화가 없음이 이를 증명한다고 할 수 있을 것이다.

만성병은 아마도 인체를 세분하여 국소적인 부분만을 치료한다고 해서 치료가 가능한 것은 아닐 것이다. 인간은 유기체로서 하나의 만성병이 인체의 여러 부분과 연관되어 있음은 주지의 사실이다. 거기다가 제일 중요한 부분은 질병의 대부분이 영혼이 물 들거나 마음이 혼탁하여 발생한다는 사실이다. 이처럼 병든 영혼, 마음이 원인인데 원인은 그대로 둔 채 병의 국소 부분인 증상만을 치료한다고 해서 치료 효과가 제대로 나타날지, 그 결과는 뻔히 예상할 수 있을 것이다.

마음이 불편해져서 육체의 병이 만들어진다는 것은 바로 심신증을 말한다. 불편한 심리가 영향을 미쳐 병을 만든다는 논리이다. 주체이자 원인인 심리는 부정하고 무시한 채 결과인 병의 증상만을 붙잡고 씨름을 한다고 해서 근본적인 해결책이 나올 리 없다는 것은 분명하다. 한마디로 인간을 물질로만 보기 때문이다. 의학은 세분화만 하면 질병이 치료된다고 믿는 것 같다. 이는 기계의 고장 난 부품만 수리하면 된다는 말과 통한다. 의학의 법칙들은 안타깝게도 불확실하고, 부정확하고, 불완전한 법칙임을 보여준다. 미완의 법칙임이 여실히 드러난다. 이러한 치료 방법들이 오늘의 무수한 만성병과 고질병을 양산함은 부정하지 못할 것이다. 따라서 의학의 틀과 방향은 수정되는 것이 마땅하다고 보인다. 여기에 필자는 미미한 빛이 되어 조금이나마 의학의 발전에 시금석이 되었으면 하고 바랄 뿐이다.

필자는 질병을 지배하여 극복해도 부족할 판인데 질병에 질질 끌려 다니고 있는 현실이 안타까울 뿐이다. 현재의 의료계를 비판하려는 생각은 추호도 없다. 단지 공부를 하다 보니 경험상 알게 되었기에 이렇듯 피력할 뿐이다. 30여 년간 마음공부를 하다 보니 현상에 나타나는 증상은 과거 마음의 결과라는 사실임을 확실히 알 수 있었다. 원인과 결과의 법칙을 따를 뿐이다. 따라서 대부분의 병은 스트레스인 마음에서 왔기에 답도 마음에서 찾아야 한다는, 필자 나름으로 터득한 경험과 이론을 이 자리에서 펴게 되었다. 이런 부분을 간과하면 영원히 미망 속에서 헤매는 결과를 낳게 될 것이므로 의식의 전환이 반드시 필요하다고 본다.

2019. 11. 저자 **박흥모**

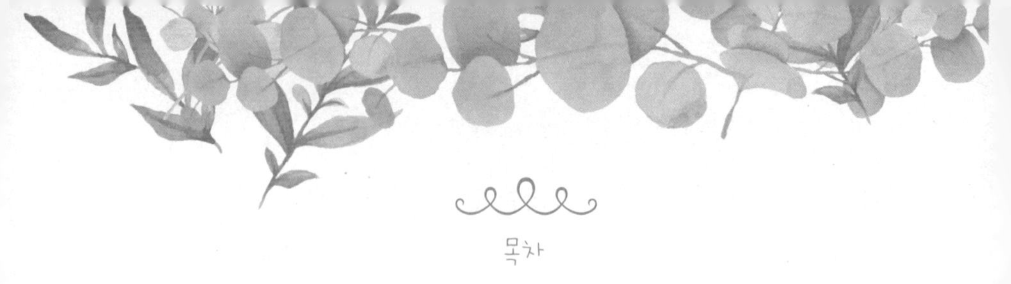

목차

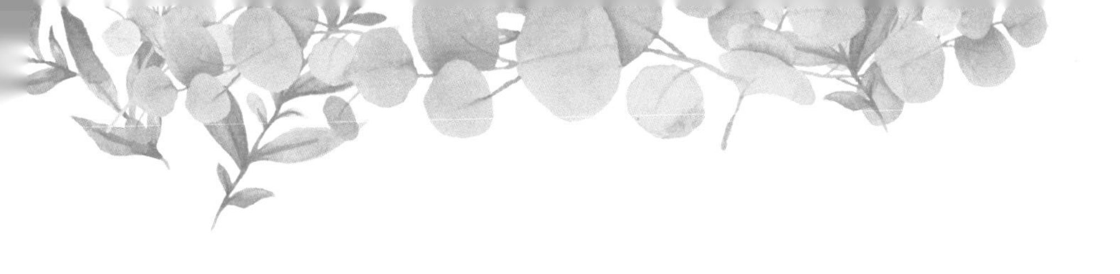

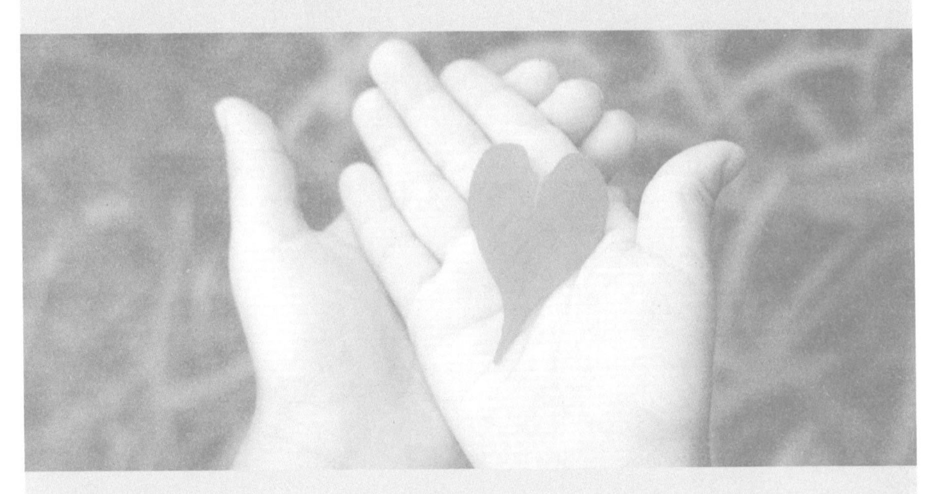

제1장

마음으로 질병이 치유될 수 있다

우리가 어떤 약을 복용하든, 어떤 시술을 하든 간에 반드시 가능성이 있는 긍정적인 방법을 택하게 된다. 어떤 약이 효과가 있고, 어떤 시술이 효과가 있는지 여부를 확인하고서 반드시 효과가 있는 방법만을 택하게 된다. 효과가 별로 없다든지 아예 효과가 없다면 절대로 그 방법을 선택하지 않을 것이다. 어쩔 수 없는 현실이다. 이 내용이 의미하는 바는 바로 믿는 마음이다. 효과가 있다고 믿기에 그러한 긍정적인 방법을 선택하게 된다는 점은 추호도 의심의 여지가 없다. 이유인즉 믿는 마음이 있어야만 치유의 효과가 나타나기 때문이다.

현재 질병의 95% 이상의 원인은
주로 마음에서 비롯된 스트레스이다.

우리는 언제나 마음으로 병을 치유한다

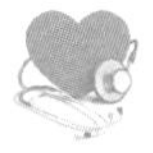

현재 질병의 95% 이상의 원인은 주로 마음에서 비롯된 스트레스이다. 일테면 스트레스의 부정적 에너지가 작용하여 질병을 만든다. 질병의 원인이 마음에서 비롯된다면 답도 마음에서 찾아야만 할 것이다. 그러나 마음을 중요하게 여겨 결과인 답을 찾으려 하는 사람은 별로 없는 듯하다. 필자는 『마음이 통하는 치유의 기적』이라는 책을 6년 전에 저술한 바가 있다. 병은 마음에 그 치유의 답이 있다는 사실을 부정하는 사람들도 때로는 볼 수 있었다.

우리는 모두 약을 먹고, 수술을 하고, 현대의학 내지 대체의학 등의 치유 방법에 의존하여야만 병이 치유된다고 믿고 있다. 그렇지만 조금만 시각을 달리하면 평소엔 느끼지 못하였지만 우리 모두는 마음으로 병을 치유해왔고 지금도 여전히 치유하고 있다는 사실을 인정해야만 할 것이다.

우리가 살아가는 데는 병이 항상 수반되므로 그 병이 치유되는 데도 반드시 마음이 개입한다는 사실을 틀림없이 알 수 있다.

우리가 어떤 약을 복용하든, 어떤 시술을 하든 간에 반드시 가능성이 있는 긍정적인 방법을 택하게 된다. 어떤 약이 효과가 있고, 어떤 시술이 효과가 있는지 여부를 확인하고서 반드시 효과가 있는 방법만을 택하게 된다. 효과가 별로 없다든지 아예 효과가 없다면 절대로 그 방법을 선택하지 않을 것이다. 어쩔 수 없는 현실이다. 이 내용이 의미하는 바는 바로 믿는 마음이다. 효과가 있다고 믿기에 그러한 긍정적인 방법을 선택하게 된다는 점은 추호도 의심의 여지가 없다. 이유인즉 믿는 마음이 있어야만 치유의 효과가 나타나기 때문이다.

흔히 얘기하는 의사 쇼핑도 같은 맥락이다. 우리는 반드시 모 대학 어느 박사에게 진료를 받아야만 자기 병이 치유된다고 생각하는 경우가 많다. 그러기 위해 몇 달씩 기다리기도 한다. 처방은 여느 의사와 같은데도 말이다. 이렇듯 병의 치유에는 마음이 알게 모르게 작용한다. 결국 믿는 마음이 중요하다는 사실을 보여주는 단면이다. 믿는 마음이 기본 밑바탕에 자리 잡고 있으면 그것이 치유의 원동력이 될 수밖에 없음을 이로써 알 수 있다.

플라세보의 의미를 확인해 보자. 이는 가짜 약을 효과가 좋은 진짜 약이라고 의사가 말하면 환자는 그 말을 믿고서 치유 효과를 보인다는 것이다. 이것이 바로 가짜 약의 효과로서, 증류수이든 소금물이든 밀가루든 좋은 약이라고 환자가 믿으면 치유의 효과가 있음을 뜻한다. 이것을 복용하면 "나를 좋아지게 할 것이다"라는 믿음의 결과를 보여준다. 플라세보는 라틴어로 “내가 만족을 줄 것이다”라는 뜻이 있다고 한다.

몇 가지 예를 들어보자. 『임상관찰 저널』에 발표된 내용이다. 심한 구역질과 구토로 고통 받는 환자에게 의사는 강력한 신약이라고 권하였고, 환자는 이를 믿고서 복용한 결과 몇 분 후에 구토증이 사라지고 위장 상태는 정상을 되찾았다고 한다. 그런데 사실 의사는 신약 대신 오히려 구토를 유발하는 토근을 권하였던 것인데, 환자는 좋아질 것이라는 믿음이 있었기에 증상을 악화시키는 토근을 먹었는데도 불구하고 구토증이 없어진 결과를 보였다.

파킨슨병에 대한 연구 결과를 보자. 파킨슨병은 뇌에서 도파민이라는 물질이 줄어들면서 행동에 영향을 준다. 여기에도 플라세보 처방을 하였는데 환자들의 움직임이 한결 수월해졌다고 한다. 뇌 스캔을 해보니 뇌에서 운동을 통제하는 부분이 활성화되고 실제로 도파민이 생성된 것으로 나타났다. 움직임이 수월해진 것이 단지 심리적 문제 때문만이 아니라 뇌에서 실제로 도파민이 생성되었다는 것이다.

새로운 항암제 실험에서 환자들에게 항암제라고 속여 소금물을 투여했더니 환자의 30퍼센트가 머리카락이 빠졌다고 한다. 우리가 항암제를 복용하면 머리카락이 빠진다는 사실은 상식화되어 있다. 소금물을 마셨는데도 머리카락이 빠졌다는 것은 이러한 상식이 믿음이 되다시피 한 결과를 보여준다. 마음의 작용이 상상을 초월하는 결과를 가져옴을 보여주는 단면이다.

이번에는 가짜 수술의 예를 보자. 『뉴잉글랜드 의학 저널』에 실린 것으로, 브루스 모슬리 박사가 무릎 수술을 한 예이다. 한 집단은 실제 무릎 수술을 받았고, 다른 집단은 의도된 가짜 수술을 받았다고 한다. 진정제를 투여하고 진짜 수술처럼 세 부위를 절개하고 미리 녹화된 다른 사람의 수술 장면을 비디오로 보여줬다. 그리고 수술 부위를 봉합하였다. 그 결과 진짜 수술을 받은 환자의 3분의 1에서 무릎 통증이 사라졌는데, 놀라운 사실은 가짜 수술을 받은 사람들도 같은 효과를 보였다는 것이다. 더욱이 가짜 수술을 받은 쪽이 회복 과정에서 통증이 더 약했다고 한다. 이는 수술 트라우마를 겪지 않아서일 것이라고 추측된다.

이들 예뿐만 아니라 플라세보 효과의 연구 결과는 의학계에 수없이 많다. 그리고 이 효과는 모든 사람들에게서 큰 차이 없이 거의 비슷한 결과로 나타난다는 사실을 증명하고 있다. 그 효과는 주어진 상황과 조건에 따른 차이, 특히 믿음의 크기에 따른 차이가 있겠지만 지난 50년 동안 연구한 결과 질병의 치료 효과가 10~100%에 이른다는 연구 결과를 보여준다. 통증의 진통 효과는 50%까지 나타나며, 위약(가짜약)이 통증을 치유할 수 있는 것은 마음이 뇌로 하여금 엔도르핀과 엔케팔린과 같은 진통제의 합성 물질을 만들게 하기 때문이다. 이런 결과는 치유의 능력이 우리 내면에 존재한다는 사실을 말해준다. 바로 우리 수중에 간직하고 있으면서도 강력한 그 힘을 인식하지 못하거나 과소평가하고 있을 뿐이다. 그러므로 우리의 내면을 차분히 들여다볼 필요가 있고, 그 힘은 바로 마음의 작용인 믿음, 곧 신념의 결과물이라는 사실을 알아야만 하겠다. 바로 마음이 질병을 치유한다는 얘기다.

하나의 예를 들어보자. 세상에서 어떤 질병이 약을 한두 알 정도만 복용하면 치유되는 약은 아직까지 없다. 만약 그런 약이 있었다면 세상을 발칵 뒤집는 엄청난 효과를 발휘했을 것이고, 역사상 가장 잘 팔리는 약으로 인정받을 수밖에 없었을 것이다. 필자는 대략 중학생 시절부터 위장이 약해 고생을 많이 해왔다. 1960년도 말쯤이다. 그때부터 지금까지 수십 년이 지났지만 확실한 특효약은 없었다. 그동안 수없는 약들이 만들어졌다가 사라지곤 하였다. 매스컴에서 선전하고 신약이라고 알려져 이 약은 효과가 클 것이라고 믿었기에 많은 사람들이 복용하였을 것이다.

하지만 그러한 약도 일이 년 정도 아니면 수년이 지나면 거의 자취를 감춘다. 진정 절대적인 효과가 있는 약이라면 지금까지도 널리 복용되어야 한다. 하지만 아직까지 그런 약은 없는 것으로 알고 있다. 지금도 새로운 약이 개발되고 준비되고 있음은 분명하다. 이런 현상이 무엇을 시사하는지 심각히 눈여겨볼 필요가 있다. 약의 효능의 한계를 보여주는 것이 아닌가 싶다. 이것은 약의 효과를 의심케 하는 결과라 여겨진다.

앞에서 플라세보를 복용한 환자의 뇌에서 천연 진통제가 생성됨을 확인했다. 즉, 뇌가 질병과 싸우기 위해 천연 진통제를 만들어 낸다는 것이다. 뇌는 이렇게 필요에 따라 스스로 약제를 생산한다. 이는 우리의 뇌와 신체는 치유에 필요한 수많은 천연물질을 보유하고 있음을 말해준다. 뇌는 의사들이 우리에게 처방해주는 약과 비슷한 약을 스스로 생산한다는 말이다. 그런 효과는 바로 마음에 의한 믿음이 가져다주는 결과물이다. 그러므로 약의 효과는 우리의 믿음의 결과에 달려 있다고 할 수 있다.

약의 효과에 대한 믿음은 그 기대치가 크면 클수록 클 것이다. 믿음이 약하면 당연히 효과는 작아질 수밖에 없다. 약의 효과를 마음이 좌지우지한다는 말이다. 그렇다면 순수한 약의 효과는 얼마나 될는지 회의감이

드는 것은 어쩔 수 없다. 우리는 약을 맹신하고 있다. 약이 모든 것을 해결해준다고 말이다. 실제로 약의 효과가 우리가 믿는 만큼 따라줄까? 필자는 그 결과에 대해 크게 우려한다.

대부분의 질병의 원인이 마음, 즉 스트레스에서 기인하는데, 뒤에서도 여러 번 언급하겠지만, 과연 물질인 약이 원인인 마음에 얼마나 영향을 미칠까. 마음은 물질을 지배하여도 물질인 약은 마음을 지배할 수 없다. 만약 물질인 약이 마음을 지배한다면 약의 효과는 지금보다는 수십 배 아니 수백 배 이상의 효과를 낳으리라고 본다. 그러나 물질인 약이 마음에 거의 영향을 주지 못하고 있음은 주지의 사실이다. 산삼을 먹는다고 마음이 확 변할까. 최고의 고가 영양제를 복용한다고 해서 마음에 얼마나 변화를 줄까. 전혀 마음에 변화를 주지 못한다. 그저 좋은 것을 복용했으니 하는 기대감을 주고 어느 정도의 신체 활력에 기여할 것이다. 마음은 마음으로밖에는 변화를 줄 수 없다. 그러니 순수한 약의 효과는 크게 기대하기가 어려운 것이라고 생각한다. 앞에서 언급하였듯이 어떤 약을 복용하면 좋아질 것이라는 기대치, 즉 희망이 있기에 얼마만큼의 효과를 보인다고 생각한다. 바로 플라세보의 효과이다. 약의 실상은 이런 것이 아닌가 여겨진다.

반면 스트레스를 받으면 뇌의 시상하부 뇌하수체 부신피질 축이 활성화되어 교감신경을 자극해 과잉 반응을 유도한다. 그러면 아드레날린이나 코르티솔 수치가 급등한다. 이런 현상이 오래 지속되면 면역력이 저하되어 병으로 나타난다. 마음과 몸은 호르몬과 신경전달물질을 매개로 해서 서로 교감하여 뇌가 인체의 다른 부위에 신호를 보내게 만든다. 따라서 우리의 심리 상태에 따라 반드시 우리 몸은 생리적인 영향을 받는다. 마음의 작용에 의해서 화학적, 물리적인 변화를 거쳐 우리 몸은 조직의 변화를 일으킨다.

간단하게 예를 들었지만 우리의 심리 상태, 즉 히로애락애오욕의 상태에 따라 반드시 육체는 생리적으로 변화를 일으킨다. 따라서 긍정적인 심리 상태는 인체에 긍정의 영향을 주어 병을 치유할 수 있게 한다. 부정적인 심리 상태는 당연히 병을 생성 내지 악화시키는 결과를 낳는다. 어느 유명한 의학자는 단언한다. 병은 약이 아니라 마음이 치료한다고 말이다. 치유의 원동력이 마음이라는 사실은 부정할 수 없다. 우리는 항상 이와 같은 환경에 놓여있음을 상기하여야 한다. 바로 마음이 병을 치유한다는 사실을 잊지 말아야 한다.

소중한 생명에 대한 고찰

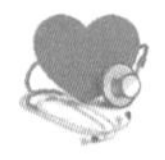

건강하게 살고 싶은 마음은 모두의 소망이다. 그렇다면 건강을 위해 우리는 어떤 노력을 해야 할까. 매년 의료비로 수십조 원씩 사용하고 있는 현실이기에, 이 질문에 자신 있게 대답하기는 쉽지 않을 것이다. 그 이유는 무엇일까? 이는 사람들이 생명에 관하여 잘 알지 못하기 때문이 아닐까. 생명이 정확히 무엇인지는 알기 어렵다 해도, 생명의 성질과 이념은 무엇이며, 생명의 본질이 추구하는 바는 무엇인지 탐구하거나 분석할 필요가 있을 것이다. 따라서 우리가 잘 알지 못하는 곳에 그 답이 있지 않을까?

우리는 생명이라고 하면 흔히 육체를 말하는 경우가 많다. 그 안에 들어있는 마음을 생명이라 여기는 사람들은 그리 많지 않을 것이다. 하나의 생명체를 눈여겨보면 그 안에 생명력이 있음을 알 수 있다. 생명의 근원은 어디서 알 수 있을까. 『생명의 실상』이라는 책을 참고하여, 한 그루 나무의 근원이 되는 씨앗이 있다고 하자. 씨앗은 그 물질을 매개로 하여 흙속에 묻혀 양분과 수분을 흡수하고 생명력을 바탕으로 싹을 틔워 성장하면서 한 그루의 나무가 된다.

이 나무의 형태는 처음부터 씨앗 속, 아니 영체 속에 있는 것이다. 한 그루 나무의 성숙한 형태는 물질 면에 나타난 이미지에 불과하다. 생명은 영이지 물질이 될 수 없다. 즉, 생명은 자기 자신을 나타내 보이게 하는 힘을 가지고 있다. 성숙한 한 그루의 나무 자체를 생명이라고 할 수 없다. 생명력은 그 안에 있다. 나무 안의 생명력에 의해 나무는 성장을 하고, 꽃을 피우고, 열매를 맺게 된다. 눈에 보이는 나무라는 형태는 단지 생명이 표현되는 이미지로서 나타난 모습일 뿐이다.

우리 인간도 정자와 난자가 결합되어 잉태된다. 그 미세한 세포의 결합체 내에서도 알 수 없는 신비로움이 존재하며 완벽한 질서를 소유한다. 신비롭고 경이로운 모습을 내포함과 동시에 보이지 않는 생명력의 활동으로 인간은 태어나고 성장하면서 하나의 생명체로 존재하게 된다. 세포들이 성장하고 자라는 데는 그에 따른 엄밀한 구상이 있고, 그 안에는 형용할 수 없는 불가사의한 신비로운 힘이 있음이 틀림없다. 신비로운 힘이 바로 생명력이라 할 수 있을 것이다.

여기서 육체는 보이지 않는 어떤 힘, 즉 생명력을 근거로 하여 여러 가지 모습으로 변화한다. 태어나서 성장하고, 늙고, 병들고 죽는 것이 바로 그 결과이다. 하지만 변화하는 현상계, 즉 육체는 실제의 참모습이 아니라고 한다. 우리가 알고 있듯이 인간의 세포는 분열과 사멸을 계속한다. 때가 되면 모든 세포는 새로운 세포로 교체된다. 그 주기는 보통 7~10년으로 본다. 그렇게 변한 모습은 태어날 때 우리가 가지고 있는 원래의 모습과는 완전히 다르다. 우리의 육체는 끊임없이 변화하지만 이러한 변화가 가져오는 모습은 우리의 진정한 모습이라 할 수 없다.

정자와 난자가 결합하여 하나의 씨앗이 태동된다. 여기서 중요한 점은 그 씨앗이 생명이냐면 그렇지 않다는 점이다. 씨앗 속에 생명이 존재할 뿐, 씨앗 그 자체는 형태에 불과할 뿐이다. 형태는 앞서 말하였지만 영체 속에 있음을 알 수 있다. 그 형태는 어렵지만 가장 좋은 표현으로 이념이라 한다. 그래서 육체는 생명이 아닌 물질 면에 나타나는 이미지라 할 수 있다.

생명은 볼 수도 만질 수도 없기에 물질이 될 수 없고 영靈인 것이다. 생명은 자기 자신을 표현할 수 있고, 그러한 생명 표현이 바로 육체이다. 육체라는 특별한 물질 덩어리가 있어서 생명이라고 하는 작용이 발현하는 것이 아니고, 생명이라고 하는 눈에 보이지 않는 불가사의한 실재가 있어서 그 생명의 산물로서 육체가 발생한다고 하는 이치다. 생명이 본원이자 근본이고 육체는 생명이 만든 결과물이다.

팔다리, 머리, 오장육부 신체의 모든 부분은 생명의 표현이다. 육체는 생명 그 자체가 표현된 모습이다. 즉, 생명력의 작용으로 만들어진 결과물이 바로 육체이다. 따라서 육체는 생명 또는 마음의 그림자라 표현할 수 있다. 마음이 없으면 육체는 존재할 수 없고, 마음이 있어야만 비로소 육체는 존재하기 때문이다. 그래서 마음만을 주체로 삼아 졸졸 따라다니는 육체는 마음의 그림자라고 표현할 수 있을 것이다. 육체의 본질은 영이요, 마음이다. 본질이 영이면 육체 또한 영이라고 할 수 있음이 타당할 것이다. 일테면 마음과 육체는 동전의 양면과 같은 성질을 띠고 있는 일원적인 존재이기 때문이다.

여기서 생명이나 영 혹은 마음은 엄연한 개념 차이가 있지만 넓은 의미에서 하나로 봐도 되리라 본다. 어차피 생명의 본질은 마음이기 때문이다. 마음이 본질이요, 육체는 그림자, 즉 이미지이기에 마음이 주인이요, 육체는 종인 것이다. 마음이 활동할 수 있는 도구이자 그릇이다. 육체의 성질이나 형태는 마음 조작의 결과물이고, 육체에 성질을 부여하는 것은 물질이 아닌 오직 마음뿐이다. 마음에 따라 육체는 변화하기 때문에 마음이 육체를 지배한다는 사실을 알 수 있다. 육체는 마음에 의해 반드시 변화하거나 영향을 받는다. 육체는 마음 표현의 결과물이기 때문이다. 그렇다면 너무 큰 비약이 될지 모르겠지만 육체는 마음이라고 단언해도 되리라 본다. "육체는 마음이다." 철학적 사색이 필요하리라 본다. 뒤에서 부언할 필요가 있을 것이다.

육체는 마음의 이미지, 즉 그림자라 했다. 마음이 본질이요 마음에 따라 육체는 표현된 가상의 존재물, 곧 마음의 그림자이다. 그림자는 원래 없는 것이고 본바탕은 마음이기에 우리는 영적 존재라는 사실을 알아야 할 필요가 있다. 나는 육체가 아니고 바로 영체라는 엄연한 사실을 말이다. 이해하기 어려울 수도 있겠지만 나는 육체가 아닌 마음이라고 표현할 수 있다. 본질이 마음이요, 마음으로 만들어진 것이 육체이니까 말이다.

성경에도 분명히 명시하였다. 말씀, 즉 마음으로 만물(인간의 육체도 포함)이 만들어졌다고 하였다. 불경에도 공즉시색, 즉 공은 마음으로 색인 육체를 만들었다는 진리의 말씀이 있다. 나의 본질은 육체가 아니고 마음이라는 사실을 한 치도 의심하거나 부정해서는 안 된다고 하는 이해와 마음의 확신만이 필요하다. (이들 내용을 자각하여 어느 정도 신념화가 되어있다면 병 치유는 상당히 수월해진다.)

우리의 참모습을 돌아보자

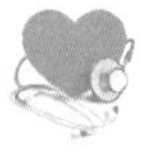

보이지 않지만 우리를 태어나게 하고 살게 하는, 내 안에 내재하는 생명력은 자연의 힘과 우주의 힘을 창조하신 창조주, 절대자, 하느님, 혹은 조물주의 힘일 것이다. 이 창조주의 힘을 거북할 수도 있겠지만 표현상 함축의 의미로 신神이라(종교를 말함이 아니다. 가장 알기가 쉽고 이해하도록 돕기 위한 표현이라고 생각한다면 좋을 것이다. 참고로 필자는 종교가 없음을 밝힌다.) 칭하자. 신으로부터 생명을 부여받았으니 인간은 어차피 창조주의 산물, 즉 신의 산물이다. 변명의 여지없이 신의 아들이자 신의 자식이다.

인간이 존재한다는 이치는 신의 생명력에 의함이다. 이는 부정할 수 없는 확고 불변한 진리이다. 신은 전지전능, 무소부재, 완전무결, 완전 원만한 위대한 존재이다. 병이나 고통에 시달리거나 불행할 수 없는, 한 치의 부족함도 없는 절대적으로 완전한 존재임이 틀림없다. 따라서 신의 아들이자 산물인 우리 인간 역시 불행이나 병이 존재해서는 안 되는 완전무결한 존재일 수밖에 없다. 이 사실을 인정하든 그렇지 못하든 우리의 모든 문제는 여기서부터 비롯된다고 보아야 할 것이다.

우리는 이런 대자연의 진리와 소중한 이치에 대해서 인지를 못 한 채 살아가고 있다. 신의 무한한 힘으로 살고, 살아지고 있음에도 이런 생명의 존재 여부를 인식하지 못하는 것은 생명이 신의 성품이라는 사실을 모르고 있기 때문이다. 생명은 아버지, 어머니의 힘이 아닌 창조주로부터 부여받은 힘이자 능력이다. 아버지, 어머니는 생명을 부여받게 해준 인연이라고 생각하면 될 것이다. 창조주로부터 부여받은 우리의 생명은 창조주와 성품, 성질, 성격이 같음을 짐작할 수 있다. 그래서 신의 자식이자 신의 산물이다. 육체는 변화하지만 육체 속의 생명은 변화하지 않는다. 우리는 사람이 죽으면 생명은 소멸된다고 생각한다. 하지만 사람이 죽으면 육체는 자연의 원소로 회귀되지만 육체에서 떠난 영혼은 소멸하지 않고 그 생명의 에너지는 우주의 대양에 합류해 원래의 자리인 어느 일정한 부분에서 영원히 존속한다고 한다.

생명은 영원히 흔들림이 없는 불멸의 존재임이 틀림없다. 조상이 있으면 우리가 있고, 또 우리의 후손이 있을 뿐이다. 이들을 영속적으로 이어주며 지탱하는 힘이 바로 생명의 힘이라 할 수 있다. 일테면 우리의 배후에서는 그 생명의 위대한 힘이 항시 우리를 감싸 안고 수호하고 있다는 얘기다. 우리 안의 생명과 끊임없이 소통하여 우리를 존재하게끔 한다는 뜻이다. 그 생명이 가진 힘을 참 인간이라 한다. 영원히 소멸하지 않는 인간이

참 인간이며, 실상(불교에서 말하는 모든 존재의 참된 본연의 진실을 의미함, 즉 있는 그대로의 참모습을 일컬음)이라고 한다. 기독교적인 표현을 한다면 천국이라고 할 수도 있을 것이다.

육신은 끊임없이 변화하지만 결국 사라진다. 일시적일 뿐 영원과는 거리가 먼 한순간만 존재할 뿐이다. 우리는 이 사실을 알아야 한다. 생명만이 신의 생명, 즉 신의 아들이라는 대자연의 진리를 우리는 분명 인식하여야 한다. 육신 속의 생명만이 실제로 완전무결하니 영원히 존재할 뿐이다. 그 외에 다른 어떤 것도 영원히 존속하는 것은 존재하지 않는다. 양자역학에서도 말한다. 영혼의 미립자는 절대온도(−273.15℃)에서도 사라지지 않고, 진공 속에서도 꿋꿋이 버틴다고 말이다. 바로 실재實在한다는 뜻이다. 영원불변함이다. 이것이 생명의 참모습이라고 말할 수 있다.

우리 모두는 신의 아들이라 했다. 신은 완전무결하니 자연히 신의 아들인 인간도 완전무결해야 하고 병이나 고통이나 불행으로 허덕여서는 안 된다는 결론에 이른다. 내 안의 완전무결한 생명의 힘을 자각하여 우리에게는 원래 병과 불행이 없다는 진리를 깊이 명심해야 할 필요가 있다. 신은 선善이기에 병이나 불행을 만들지 않는다. 병이나 불행은 악惡일 뿐이다. 악은 우리 인간의 부정적인 상념이 만든 결과물이다. 신은 이 세상 모든 물질을 창조하였다. 그것은 선의 결과물이다. 그래서 신이 만들지 않는 병, 불행은 애당초 없는 것임을 알아야만 할 필요가 있다. "병은 없다, 병은 존재할 수 없다." 왜냐하면 신이 만든 것만이 존재存在에 들기 때문이다.(이 사실만 인정하여 믿음을 갖는다면 병을 치유하는 데 가장 큰 힘이 된다.)

원래 병은 없는 것이다! 신이 창조한 것만이 존재에 들며, 신은 병을 만들지 않았기 때문이다. 병은 없다고, 없는 것이라고 인정하여야 하며, 신념화가 되어야만 한다. 병, 병, 병 하고 병에 붙들려 그릇된 병적 씨앗을 심어서는 절대로 안 된다. 병은 하나의 악몽이자 꿈일 뿐이다. 꿈은 깨어나면 사라지듯이 병도 내 안의 생명의 힘을 직시하면 사라진다. 마음의 눈을 본연의 힘으로 돌려야만 한다. 내 안에는 모든 지혜와 능력과 힘이 존재하기 때문이다. 내 안의 완전무결한 실상의 참모습을 보고 그 완전함을 내부에서 바깥으로 발현하게 되면 병은 자연스럽게 사라진다. 따라서 자신 속의 영묘함과 위대한 생명의 힘을 직시하고 항시 자각하여야만 한다. 한마디로 나타난 병의 모습은 보지 말고, 완전한 모습, 일테면 건강한 모습만을 보아야 한다는 얘기다.

생명의 위대한 발현은 바로 우리 안에서 영적 진동을 일으키면서 병 같은 하찮은 존재, 원래 없는 것쯤은 순식간에 봄눈 녹듯이 사라지게 한다. 끊임없이 열린 마음으로 자신의 육신의 벽을 뛰어넘어 그 뒤에 존재하는 영을 자각하는 자세, 생명을 자각하는 자세만이 필요하다. 그 자각만이 우리를 진정 자유롭게 할 수 있는 힘이 된다. 여기에는 투명함과 순수성이 있어야 한다. 의심하지 않고 순수한 믿음만이 큰 힘을 발휘할 수 있다. 바로 잠재된 능력을 개발하여 자연 치유 능력을 발휘한다는 의미이다.

정신 의학자 카를 융은 사람의 마음의 구조를 표면 의식, 개인 무의식, 집합 무의식의 세 종류의 의식으로 구분했다. 표면 의식은 일상생활을 하면서 갖는 깨어있는 상태의 마음을 말한다. 개인 무의식은 태어나서 죽을 때까지의 모든 기억이나, 자기도 모르게 경험한 모든 내용이 기억으로 저장되어 있는 의식이다. 집합 무의식은 우주 탄생의 빅뱅의 순간부터 137억 년 우주 역사의 모든 기억을 저장하고 있다고 한다. 여기에는 단세포에서 시작하여 수억 년의 진화 과정을 거치면서 사람으로 진화된 모든 기억도 저장되어 있다고 한다.

이 집합 무의식은 모든 인류가 동일하게 갖는 의식이다. 집합 무의식은 우주의 모든 정보가 포함되어 있기에 여기에는 무한 에너지, 무한 사랑, 무한 지혜, 무한 능력과 무한 힘이 내재한다. 인간이 위대함은 이런 힘과 능력을 소유하고 있기 때문이다. 그래서 초월의식, 신의 의식, 우주 의식이라 표현하기도 한다. 우리가 흔히 얘기하는 잠재 능력이나 자연 치유 능력은 바로 집합 무의식의 정보를 말한다. 이 잠재 능력을 개발하려면 결국 집합 무의식과 연결되어야 하며, 그 안의 정보를 끄집어내어 이용하여야 한다.

앞에서도 우리의 참모습은 육체가 아닌 그 안에 내재된 생명이라고 말하였다. 육체는 변화하여 사라지지만 생명은 변함이 없고 영원히 존속한다고 하였다. 그 생명이 가진 힘을 우리는 참 인간이라 일컫는다. 영원히 소멸하지 않는 인간이 참인간이며, 그것을 실상實相이라고 한다. 실상에 대해서 풀이해보자. 불교에선 극락정토로 표현하고, 기독교에선 천국이라 표현할 수 있을 것이다. 이는 더없이 안락하고 편안하여 걱정이 없는 이상향의 세계를 의미한다. 한마디로 완전무결, 완전 원만한 상태다. 불행과 고통과 병이 없는 완전무결한 세상을 말한다. 우리 인간의 생명은 우주에 존재하는 전체 생명의 일부분이기에 우주의 무한한 사랑, 무한 지혜, 무한 힘, 무한 능력과 항시 연결되어 있다. 이런 완전무결, 완전 원만한 존재를 일컬어 실상이라고 표현한다.

그리고 우리는 대자연 절대자의 피조물이기에 신의 자식, 신의 아들이라 표현했다. 신은 완전무결하니 그의 자식인 인간 또한 완전무결해야 함은 너무도 당연한 이치일 것이다. 병이나 불행, 고통에서 허덕여서는 안 되는 존재인 것이다.

우리는 누구든 병에 걸리지 않는 사람이 없다. 이런 현상은 우리가 신의 아들딸이라는 인식을 하지 못하기 때문이다. 신의 아들이라는 자각만 제대로 한다면 인간은 완전무결, 완전 원만하기에 병에 걸릴 수도 없고, 병에 걸렸다 하여도 불안과 공포심이 없기에 금방 병은 사라지고 만다. 내 안의 완전 원만한 생명의 힘을 자각하여 우리에게는 원래 병이 없다는 진리를 깊이 명심해야 할 필요가 있다.

이 생명의 힘을 바로 집합 무의식이라 말할 수 있을 것이다. 여기에는 모든 정보가 다 들어있다고 했다. 이러한 정보가 있다는 것을 인식하고, 이 정보에 우리는 주파수를 맞추기만 하면 된다. 앞에서도 이를 초월의식, 신의 의식, 우주의식이라 했다. 우리는 지금 이 순간에도 생명력을 공급받고 있다. 생명력의 공급이 잠시라도 중단된다면 이미 이 세상 사람이 아닐 것이다. 생명력의 공급이 일 분만 중단되어도 심장은 박동을 멈춰 생명이 정지된다. 10분만 중단되어도 뇌의 활동은 이미 정지된 상태가 된다. 바로 죽음이다. 우리는 끊임없이 80년간, 90년간의 생을 마감하는 순간까지 잠시도, 조금의 빈틈도 없이 철두철미하게 생명력을 공급받고 있다.

이는 바로 개인의식과 우주의식이 항시 연결되어 소통을 끊임없이 하고 있다는 사실을 보여준다. 이 생명의 에너지를 양자역학에서는 양자 에너지

정보장이라 표현하고, 동양에서는 기氣라고 표현한다.

더 나아가 인체는 60조 개의 세포로 구성되어 있다. 이들 세포는 한 치의 오차도 없이 일사분란하게 각자의 소임을 충실하게 수행한다. 심장의 세포는 심장의 기능을 다하는 데 최선을 다해 일조하고, 폐의 세포는 폐를 위하여 온 정성을 다한다. 일이 년도 아니고 평생을 자기의 본분을 다한다. 이렇게 일사분란하게 수많은 세포를 한 치의 오차도 없이 한평생 조율하는 힘은 과연 무엇일까. 그 주인공은 누구일까. 아무리 고심을 하여 분석을 하여도 답은 하나인 것 같다. 바로 생명의 힘이라는 것이다. 그 힘이 보이지 않는 곳에서 묵묵히 우리를 살리고, 살게 해주고 있다.

생명의 힘은 전지전능한 위대한 능력을 소유하고 있고, 세상의 무엇보다도 위대한 힘(지구를 만들고, 태양을 만들고, 우주를 만들고, 그들을 운행하는 힘)을 지니고 있다. 우리는 인정을 하든 그렇지 않든 그와 똑같은 무한한 힘을 내 안에 지니고 있고, 그 힘에 의해서 오늘도 무사히 생명 활동을 수행하고 있다. 바로 수호신이다. 그래서 우리는 신의 아들이라고 표현할 수 있다. 신이 완전무결하니 신의 아들 역시 완전무결해야 함이 당연한 귀결이다. 생명의 힘이 바로 신의 힘이자 창조주의 힘이다. 그 힘은 우리의 개인 무의식과 집합 무의식이 항시 소통하면서 우리에게 부여된다. 그래서 그 위대한 힘에 의해서 우리는 살아지고, 살고 있을 뿐이다.

생각해보면 내 힘으로 사는 것은 없다. 심장이 움직이고, 폐가 활동을 하고, 음식을 먹으면 양분과 혈액이 되고 에너지가 되며, 반면 필요 없는 부분은 대소변, 땀으로 배출된다. 잠을 잘 때도 내 의지와는 상관없이 오장육부는 자기의 본분을 다한다. 1초에 적혈구는 무려 15만 개가 만들어진다고 한다. 생각하는 힘 등 내 힘으로, 내 의지대로 할 수 있는 것은 아무것도 없다. 내 안에서 누군가에 의해서 조율되고 살려지고만 있을 뿐이다. 누군가가 바로 생명의 힘임을 알 수가 있다. 그 생명의 힘을 참인간이라 하며, 실상을 본다고 하는 것이다.

그러니 병 같은 하찮은 존재는 이런 생명의 위대한 힘만을 인정하여 자각하기만 한다면 봄눈이 햇볕에 사르르 녹아 없어지듯이 사라질 것이다. 어둠은 빛만 비치면 사라진다. 병은 진리의 빛만 비치면 자연스럽게 사라질 뿐이다. 실제로 이런 이치를 인정하여 신념화만 한다면 병은 아무 힘을 발휘 못 하고 무기력하게 일순간에 사라지고 말 것이다. 병은 실재하지 않고 허상이며 없기 때문이다.

'마음'이란 무엇인가

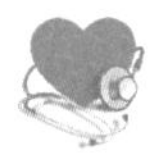

마음은 무엇보다도 소중하다고 다들 인정할 것이다. 일반적인 견해를 벗어나 또 다른 측면에서 새로운 인식이 필요하리라 본다. 누구든 마음은 어디에 있을까 하고 몇 번쯤은 생각해 보았을 것이다. 마음은 형체가 없기에 확인할 수는 없다. 마음은 심장에도 없고, 오장육부에도 없고, 머리에도 없다. 흔히들 마음은 머리에 있다고도 생각한다. 머리를 분석한들 마음이라는 존재를 확인할 길은 없다. 어디에서도 마음은 찾을 수가 없다. 눈에 보이지 않는 세계에 있음을 알 수가 있다.

『마음을 비우면 얻어지는 것들』이라는, 김상운이 지은 책의 내용이다. 양자물리학자들은 영혼의 99.9999%는 우주에 있고, 0.0001%만이 육체에 들어 있다고 말한다. 육체의 부피만큼만 영혼이 들어있다는 얘기다. 다시 말해 우주가 우리의 영혼이자 진정한 두뇌라는 것이다. 우주 두뇌는 무한한 모든 정보를 갖고 있고, 모든 곳에 존재한다. 그래서 아인슈타인도 우주에는 완벽한 두뇌가 존재한다고 했다. 정보는 우주에 떠 있는 영혼이 가지고 있으며, 두뇌는 이 정보를 받아쓰고 재생산하는 기능만 수행한다고 한다. 셸 드레이크 박사도 두뇌는 정보나 아이디어를 기억하거나 저장하는 장치가 아니라 우주에 저장된 정보를 꺼내 쓰는 장치라고 말한다. 즉, 두뇌는 정보가 저장된 도서관이 아니라 우주에 저장된 정보들을 송수신하는 기능을 할 뿐이라는 것이다.

일테면 라디오 소리가 안테나의 작용으로 귀에 들리듯이 육체는 마음을 받아들이는 안테나라는 얘기다. 우리의 두뇌는 직접적으로 마음의 파장을 수신하는 기능을 하고 있다. 즉, 마음을 수신하는 장치가 두뇌라는 의미다. 그러므로 새로운 인식이 필요하지 않을까? 두뇌의 기능이 멈춘 상태에서 마음은 더 이상 작용하지 않는다. 이때는 죽음을 의미한다. 우리는 죽음을 "돌아가신다"라고 표현한다. 마음이 원래 있던 곳으로 되돌아간다는 의미일 것이다. 영계이든, 유계이든, 창조주가 존재하는 원래의 거처든 어디엔가 마음의 안식처가 있다고 보인다. 따라서 우리는 마음을 잠시 빌려 쓰고 있는 것이 아닌가 한다. 혹자는 말하였다. 마음은 인연에 따라서 왔다가 인연에 따라서 간다고 말이다.

인간은 육체라는 별개의 개체 속에 마음이 깃들어 있는 따로따로의 이원적 존재가 아니다. 마음은 형체인 육체를 기관으로 해서 활동하고 있으며, 별개의 존재가 아닌 하나의 일원적 존재라는 의미다. 동전의 양면처럼 말이다. 육체 그 자체는 마음이 작용한 결과 생긴 산물이다. 바꿔 말하면 마음이 표현한 마음의 창조물이다. 일테면 마음에 의해서 육체는 변화하며 유지되어 존속하니 육체를 주관하며 만들었다는 점을 의미한다. 마음이 있어야 육체는 존재한다. 마음이 없으면 육체는 또한 존재할 수가 없다. 마음이 주인이요 물질인 육체는 그림자이자 종이다. 따라서 개개인의 마음이 지배하고 있는 육체는 자신의 마음 변화에 따라서 반드시 변화함을 알 수 있다.

예를 들어보자. 화를 내면 바로 얼굴은 시뻘게지고, 몸은 부들부들 떨린다. 공포에 떨면 얼굴은 창백해지고 식은땀이 난다. 마음이 불편할 때 음식물을 먹으면 소화가 잘 안 된다. 슬프면 눈물이 나고, 기쁘면 당연히 웃음이 나온다. 몹쓸 병에 걸리면 죽을지도 모른다는 공포와 두려움에 휩싸여 점점 병이 심해지게 된다. 일테면 화도 마음이요, 공포도 마음이다. 마음의 상태에 따라서 육체에는 반드시 화학적, 물리적 변화가 온다.

이런 현상들로써 육체와 마음은 별개로서 따로따로의 성격을 지니고 있지 않고, 하나의 일원적인 존재라는 것을 알 수가 있다. 따라서 마음이 육체의 주인이자, 바로 마음이 육체를 그런 형태로 만들었다는 결론에 이른다. 마음이 시키는 대로 따라주어야만 하는 것이 바로 육체다. 마음이 육체를 지배함을 보여주는 단면들이다. 지배를 하여도 절대적으로 지배를 한다는 사실이다. 그러니 마음이 본원이자 주인이요, 육체는 마음이 만든, 마음이 활동할 수 있는 도구이자 그릇일 뿐이다. 마음만을 졸졸 따라다니는 마음의 그림자이자 시녀이다. 마음과 육체는 이런 상관관계를 갖고 있음을 인식하여야 할 것이다.

우리가 눈으로 볼 때는 육체인 물질, 즉 안구, 수정체, 망막, 동공, 시신경 등이 작용하여 본다고 생각한다. 이러한 안구, 수정체, 망막, 동공,

시신경 등과 같은 물질은 느낌, 감각, 의식, 성질 등이 없다. 그러기에 물질인 이들에 의해서 볼 수 있다고 하는 것은 불가능하다. 우리가 세상을 볼 수 있음은 바로 마음의 작용이 있기 때문이다. 보고자 하는 마음이 있기에 가능하다. 보고자 하는 마음이 없으면 본다는 것은 아예 불가능하다. 결국 마음의 작용에 의해서만 가능한 일이다. 눈 자체, 물질 그 자체는 아무런 힘이 없고, 능력이 없다. 눈은 단지 보고자 하는 마음을 전달해주는 매개체이고, 본다고 하는 특성을 가진 기관이자 물질일 뿐이다. 더불어 듣기도 마찬가지다. 귀 또한 단순히 듣기 위한 전달 매개체일 뿐 마음을 통해서만 들을 수 있다. 혀도 마찬가지다. 맛을 느끼는 것 역시 마음이다. 우리는 이런 관계를 좀 더 유심히 관찰할 필요가 있다.

이런 사실만 제대로 인식한다면 병이란 별로 대수로운 존재가 아니라는 것을 알 수가 있을 것이다. 왜냐하면 마음은 육체를 자유자재로 조절할 수 있기 때문이다. 병은 육체에 기생하는 한낱 보잘것없는 하찮은 존재다. 마음으로 좌지우지할 수 있기에 치유는 얼마든지 가능한 것이다. 어차피 마음의 아픔이나 번뇌로 병이 생기는 것이니까 마음의 아픔이 사라지면 병이 사라지는 것은 너무나 당연한 일이다. 원인이 마음이요 병은 결과다. 원인만 제어하면 결과는 당연히 사라진다는 의미다. 그러니 치유의 방법을 마음에서 찾아야 함은 가장 이상적이고, 가장 올바른 방법일 수밖에 없다. 현재의 의학이나 과학은 나타난 질병의 증상만을 놓고 치료를 시도하는데, 이는 원인 세계를 수정하는 것이 아니기에 일정한 한계가 있다. 근원인 뿌리는 그대로 놔두니 결과는 어떠할까. 설사 치유가 됐다 할지라도 재발을 하든지 제3의 질병이 생길 수밖에 없지 않을까? 불확실하고, 부정확하고, 불완전한 미완의 방법이다. 우리 모두는 이런 중요한 사실을 알지도 못하고, 또한 잘못된 인식에 함몰되어 어둠 속에서 헤매고 있는 셈이다. 의식의 전환이 반드시 필요하다고 본다.

성경에도 태초에 말씀이 계셨고, 이 말씀이 곧 하나님이라 하였다. 말씀으로 이 세상의 만물을 만드셨다고 분명 명시하였다. 창조주는 자신의 상념 또는 말씀에 의해 일체 만물을 만드셨다. 그 말씀 안에 생명이 있다고 말하였다. 그리고 창조주의 생명을 깃들이게 해서 나타난 것이 인간이다. 불경 역시 공즉시색空卽是色이라 하였다. 공空이란 아무것도 없는 무無를 나타내고, 색色은 모든 형상 있는 것, 즉 물질을 말한다. 아무것도 없는 무無, 즉 공空에서 일체인 색色이 나타난다. 여기서 공은 없는 듯이 보이는 인간의 마음을 일컫는다. 바로 마음으로 인해서 이 세상의 형체 있는 것이 나타난다는 이치가 공즉시색空卽是色이다. 인간의 육체 또한 마음으로 인해서 만들어졌다는 말씀이다. 무無야말로 유有의 근원임을 알 수 있다. 모든 존재하는 것의 출발지는 바로 무無라는 사실이다. 그래서 무無만이 실체일 뿐 유有, 즉 색色은 가상적 존재, 무無의 그림자라는 뜻이다. 마음이야말로 모든 형상을 만드는 실체라는 뜻이다. 육체는 마음으로 만들어진 가상적 존재(있는 듯이 보이지만 원래는 없는 것)로서 마음의 그림자라고 표현할 수 있다.

『행복을 부르는 365장』(다니구찌 마사하루 저)에서, 최근 과학(양자역학)의 발전으로 물질은 조직, 분자, 원자, 미립자(소립자), 무無의 순서로 분리되면서 전환된다는 사실을 발견했다. 분자는 원자의 결합에 의해서 성립되고, 원자는 미립자의 결합에 의해서 성립된다. 미립자는 무無에서 돌연히 발생하고, 또 무로 돌아간다는 사실이 발견되었다. 결국 물질은 무의 변형에 의해서 생긴다는 말이다. 그러나 단순한 무無는 아무것도 없는 상태이므로 그 자체가 변형하려 해도 변형할 수가 없다. 여기에는 어떠한 불가사의한 힘이 가해져서 물질은 무로 되고, 또 무는 물질로 변화되는 것이 아닌가 생각한다. 불가사의한 놀랄 만한 예지의 힘이 가해져서 이런 결과가 온 것이라 여겨진다.

그 예지의 힘은 바로 자연의 힘이자 창조주의 힘이라 추측할 수 있을 것이다. 또한 색즉시공色卽是空이다. 물질인 색色은 공空이다. 공은 무無이므로 바로 "물질은 없다"는 얘기다. 더불어 "육체는 없다"라는 말이 성립된다. 왜냐하면 육체인 물질을 잘게 쪼개면 분자를 지나고 원자를 지나 미립자의 단계에서 무로 전환되어 결국 무無가 되니, 물질은 없는 것이 되기 때문이다. 따라서 육체라는 물질은 없는 것이라고, "육체는 없다"라는 해석이 가능하다.

분자도 원자도 미립자도 서로 밀착된 것은 하나도 없다. 서로 연결되어서 움직이고 있는 것은 없다. 이들 분자, 원자, 미립자는 무無 속에서 헤엄을 치고 있다. 일테면 무를 매개로 하여 이들은 움직인다. 이 무는 영묘하고, 불가사의한 것으로서 모든 것을 움직이는 원동력이 된다. 현상으로 나타나 있는 물질은 모두 그 배후에 있는 무無가 운동을 한 그림자에 불과하다. 무無 속에 일체가 있고, 일체의 운동이 있다. 우리의 팔다리의 근육이나 내장이나 뇌세포의 운동은 모두 무無 속의 에너지가 지시하는 방향으로 움직인다. 그 무란 바로 인간의 마음이다. 마음이란 이런 존재를 말한다. 물질인 육체는 마음의 작용에 의하여 움직인다. 마음이 육체를 지배한다. 그것도 절대적으로 지배한다. 따라서 마음이란 이런 영묘함과 불가사의한 힘과 능력을 소유하고 있다고 말할 수 있다.

창조주의 형상 없는 생명을 부여받은 인간은, 신의 최고의 자기실현이라고 표현한다. 신이 자기 자신을 만들려고 한 것이 바로 인간이라는 뜻이다. 그러니까 신이 일체 만물의 창조주인 것처럼 인간도 또한 일체 만물의 창조주인 것이다. 생명의 본질이 마음이기에, 인간의 마음 역시 창조주로부터 부여받은 것이기에 창조주의 마음이나 인간의 마음은 성질, 성격, 성품이 같음을 의미한다. 건물, 비행기, 자동차, 컴퓨터, 식품, 약품, 생활용품 등등 우리 주위의 모든 물건은 인간에 의해서 만들어졌다. 그 창조의 원동력은 바로 인간의 마음이다. 마음으로 구상하고 설계하여 이들은 만들어졌다. 잔잔한 마음의 신념과 굳은 의지로 만들어진 것이다. 그러나 단 한 가지 인간으로서 할 수 없는 것이 하나가 있는데, 그것은 바로 생명이다. 생명은 인간의 영역이 아닌 창조주의 영역이기 때문이다.

우리의 의식은 어떤 생각을 할 때, 우주 전체에 시공을 초월해 전달된다. 빛은 1초에 30만km를 간다. 1광년은 빛이 1년간 간 거리를 말한다. 10광년이든, 100광년이든 우리의 의식은 생각과 동시에 순간에 도달하는 엄청난 속도와 힘을 갖고 있다. 우주의 저편을 생각하면 마음은 그 순간 그곳에 가 있다. 흔히 말하는 염파念波다.

텔레파시도 이의 일종이다. 염파는 3차원을 벗어난 4차원, 5차원, 6차원 그 이상의 무한 차원에서도 자유자재로 활동할 수 있는 힘이 있다고 한다. 반면 전자파는 3차원의 안만이 활동 영역이라 한다. 3차원을 벗어나서는 방사를 할 수 없다고 한다. 얼마 전 모 방송에서 염력의 힘을 실험한 적이 있다. 마음을 집중하면 알파파가 생성되는데 이때 알파파를 이용하여 선풍기를 돌리고, 비눗방울을 움직이게 하고, 전등을 켜기도 하며, 장난감 기차도 움직이는 실험이었다. 이는 이제야 마음의 힘을 객관적으로 드러나 보이게 하는 작은 시초로 보면 될 것이다.

그리고 말에는 언령이 있다고, 우리는 선현들로부터 진작 배운 바가 있다. 말에는, 즉 생각에는 영적인 힘이 있다는 귀중한 가르침이다. 그래서 함부로 아무 말이나 생각을 해서는 안 된다. 그만큼 말은 파급력이 크다는 점을 염두에 두어야 한다.

이는 우선 타인에게 영향을 주지만 제일 먼저 자기 자신에게 더 큰 영향을 미치기에 항시 신중을 기해 마음을 써야 한다는 뜻이다. 생각과 동시에 우주 저편까지 도달하기 때문이다. 내 마음에서 좋은 파동의 에너지를 내보내야만 한다. 좋은 파동을 발산하면 우주의 좋은 에너지를 불러들이는 역할을 한다. 파동은 원래 자기와 유사한 에너지와 공명을 이루며 그들을 끌어 들이는 속성이 있다. 긍정은 긍정을 부르고, 부정은 부정을 불러들인다. 끼리끼리 모인다는 얘기다.

여기서 우리의 의식이 항시 긍정만을 생각한다면 얼마나 다행일까? 안타깝게도 그 내면을 보면 못한다, 모른다, 능력이 없다, 힘이 없다, 돈이 없다, 나이가 많다, 귀찮다, 시기, 질투, 원망, 노여움, 증오, 슬픔, 외로움, 불안, 공포, 두려움, 자기학대, 잘못된 믿음 등과 같은 부정적인 생각이 우리 의식의 대부분을 차지한다.

이미 잠재의식 속에는 부정적인 의식으로 꽉 차있다는 반증이다. 잠재의식의 용량은 현재 의식의 6만 배가 된다고 한다. 일테면 에너지의 양이

6만 배가 된다는 것이다. 결국 이들 잠재의식 속의 부정적인 의식이 우리의 차후 생각을 이끌고, 운을 주도하게 됨은 당연한 귀결이다. 그러니 하는 일이 잘될 리가 없고, 불행과 병은 당연히 올 수밖에 없을 것이다.

어느 책을 보니 이들 부정적인 의식을 정화하려면 "감사합니다"를 5만 번 정도는 해줘야만 정화가 된다고 한다. 하루에 적어도 400~500회 정도는 "감사합니다"를 반복적으로 꾸준히 확언할 필요가 있다. "감사합니다"라는 문구는 몸과 마음에 쌓여있던 부정적인 에너지를 긍정적인 에너지로 바꾸어주는 힘이 있다고 한다. "감사합니다"라는 말을 할 때마다 지금까지 했던 부정적인 말들이 하나씩 사라진다고 하니 꾸준히 확언할 필요가 있다. 부정적인 에너지가 정화되어야만 하는 일이 잘 풀리고, 병도 치유될 수 있으니까 말이다. 오죽하면 긍정적으로 생각을 해야 된다는 말이 화두가 될까.

우리가 가져야 할 가장 중요한 요인은 마음의 평화다. 그것이 궁극의 목적이 되어야 한다. 마음의 평정과 평화만 이루어진다면 더 이상 바랄 나위가 없을 것이다. 우리의 삶을 위한 가장 순수한 이치이기 때문이다. 하늘은 스스로 돕는 자를 돕는다고 했다. 우리의 파장이 올바르고 순수하면 우주의 파장과 동조되어 우주의 좋은 에너지를 끌어 모은다. 부와 행복 그리고 건강의 기운까지 얻게 될 것이다.

마음은 창조의 힘을 갖고 있다. 현상의 모든 실체는 마음에서 비롯되기 때문이다. 그리고 원인 결과의 법칙을 따른다. 행복, 불행, 성공, 실패, 건강, 병은 전부 과거의 마음의 결과물이다. 과거의 마음이 오늘의 현상을 만든다는 얘기다. 흔히 하는 말로 씨 뿌린 대로 거둬들인다는 말이다. 바로 유심소현唯心所現이다. 현상은 마음의 나타남의 세계다. 건강을 생각하면 건강해질 것이고, 병을 생각하면 병이 올 것은 당연하다. 그래서 마음은 모든 것을 창조하고, 모든 것을 주관하는 만법의 근본이다.

마음은 우주에 가득한 양자, 즉 에너지를 물질로 변화시킬 수 있다. 양자들은 평소에 에너지인 파동으로 존재하다가 인간에게 포착되는 순간 물질인 입자로 바뀐다고 한다. 전자 현미경을 통해 보면 공간에 퍼져있던 양자들이 우리의 마음 에너지에 반응해서 시선을 준 곳으로 빠르게 모여든다는 것이 확인되었다. 인간이 바라보면서 의식의 힘이 전달되는 순간 에너지가 변화하면서 물질화된다는 논리이다.

따라서 우리의 의식인 마음은 물질을 만드는 원동력임을 알 수 있다. 여기에는 강한 집중력이 필요하고, 시간 또한 필요할 것이다. 마음에 의해서 보이는 현상, 즉 육체에 나타난 질병은 얼마든지 변화시킬 수 있음을 짐작할 수 있다. 왜냐하면 마음이 물질을 만들 수 있으니, 질병 또한 부정적인 의식이 만든 결과이기에 의식인 마음으로 사라지게 할 수 있음은 당연한 귀결이기 때문이다.

질병 또한 미립자의 단계에서는 파동이자 에너지에 불과하지 않는가. 에너지는 마음으로 얼마든지 조율이 가능하다. 건강을 생각하면 건강해지는 것은 당연한 결과다. 병을 생각하면 병이 오고, 여기에 불안, 공포와 두려움이 다가오면 우리의 의식은 깊은 수렁으로 한없이 빠져들어 점점 쇠약해지고 병마의 늪에 허덕일 수밖에 없다.

데이비드 홉킨스의『의식 혁명』이라는 책을 보면, John Diamond 박사는 물리적인 자극뿐만 아니라 감정적이고 지적인 자극에도 근육이 강화되거나 약화된다는 사실을 밝혀냈다고 한다. 미소는 근육을 강화시키고 미워한다는 생각은 근육을 약화시키며, 긍정의 생각은 근육을 빠른 속도로 강하게 하고 부정의 생각은 순간 근육을 약화시킨다고 한다. 더불어 부정적인 생각을 한 사람의 혈액을 채취해 세균을 배양하면 세균이 왕성하게 증식된다고 한다.

생리학적으로 1시간 정도 분노하고 있으면 80명을 죽일 수 있는 독소가 생긴다니, 놀라운 사실이다. 반면 긍정을 생각하면 세균을 죽일 수 있는 좋은 물질이 생김은 물론이다.

그리고 『양자역학』이라는 책에서 미국의 신경과학자 퍼트는 어떤 생각을 하면 그 생각에 해당하는 신경물질(뉴로펩타이드)이 뇌에서 만들어진다고 하였다. 이를테면 희망을 가지면 희망 물질, 기쁨을 느끼면 기쁨 물질, 슬픔을 가지면 슬픔 물질, 기대를 하면 기대 물질 등이 뇌에서 만들어진다고 한다. 환자가 통증을 호소할 때 치료와는 전혀 무관한 가짜 약(위약)을 통증 치료의 특효약이라고 하면서 투여하면 실제로 통증이 없어지는 경우가 환자의 30~50%에서 관찰된다. 이와 같이 가짜 약이 치료효과를 나타내는 것은 치료가 될 것이라고 믿는 마음이 뇌에 작용해 뇌로 하여금 엔도르핀이라는 통증을 없애주는 화학물질을 만들도록 하기 때문이다. 이것이 곧 마음이 뇌와 연결되어 나타나는 현상임을 알 수 있다.

스탠포드 의대의 립튼 부루스 교수는 우리의 생각이 유전자의 DNA까지도 변화시킨다는 사실을 밝혀냈다. 교수가 암 환자를 치료하면서 환자 자신이 마음을 바꾸어 좋아진다는 확신을 가질 때 유전자의 질서가 재배열된다고 하였다. 교수의 말에 의하면 우리의 생물학적인 형질은 DNA의

지배를 받는 것이 아니라, 오히려 DNA가 우리의 생각의 에너지와 세포 에너지 신호의 지배를 받는다고 한다. 즉, 유전자의 변화를 위해서는 생물학적인 치료법 대신 마음을 바꾸는 것이 더욱 중요하다는 사실을 말한 것이다. 이는 곧 좋아진다고 믿는 마음이 세포를 변화시킨다는 말이다.

이와 같이 우리의 생각에 의해서 육체는 다양한 형태로 영향을 받고 있다. 육체는 마음에 따라 변화하기에 얼마든지 치유의 가능성을 엿볼 수가 있다. 타고난 유전자는 바뀌지 않는다고 우리는 알고 있지만 이젠 생각만으로도 유전자를 바꿀 수 있다는 사실을 알게 됐다. 내 안의 힘은 이렇게 소중하고 무한한 힘을 소유하고 있다. 바로 생명은 무한한 지성, 힘, 능력을 소유한 위대한 존재임을 알아야만 한다. 이들 내 안의 능력을 끌어낼 수 있는 주체는 바로 마음이다.

앞 장에서도 언급하였지만 플라세보의 현상에 대해서 좀 더 알아보자. 『마음』(이영돈 저)이라는 책을 보면 라이츠 씨는 암에 걸려 거의 죽음 직전에 이른 중환자다. 그는 오렌지 크기의 암세포를 갖고 있었다. 어느 날 말의 장액인 크레비오젠이 암에 효과가 있다는 새로운 사실을 알게 되어 의사에게 사정을 하다시피 하여 처방을 받았다. 며칠 후 라이츠 씨는 간호사와 농담을 할 정도로 상태가 좋아졌다. 의사는 마치 종양이 가스레인지 위에 있는 눈덩어리처럼 녹아 내렸다고 했다. 하지만 두 달 후 말의 장액은 가짜이며 암에 효과가 없다는 의학 기사를 읽고서 암은 바로 재발되었다고 한다. 의사는 두 배나 더 강한 크레비오젠이 있다며 주사를 놓아주었다. 여기서 재미있는 점은 의사가 투여한 주사는 물이었다고 한다. 그럼에도 불구하고 종양은 녹아버렸고 라이츠 씨는 두 달여 동안 건강하게 지냈다. 얼마 후 크레비오젠이 전혀 효과가 없다는 사실의 기사를 보고 난 라이츠 씨는 이틀 후 죽었다고 한다. 이 예는 의학계의 상징적인 얘기로 묘사되고 있다.

이처럼 진정으로 믿는 마음, 즉 신념이 중요하다는 얘기다. 아무런 효과가 없는 약이지만 새로 발견된 아주 훌륭한 약이라고 환자가 믿으면 그 믿는 마음의 크기에 따라 암 덩어리도 순식간에 녹는다. 그러나 효과가 없다고 환자가 알게 되면 그 실망감과 충격은 엄청난 결과를 초래할 뿐이다. 이들 내용은 바로 위약의 효과인 플라세보를 말한다.

다음은 프랑스의 천문학자이면서 심령학자인 프라마리온 박사의 저서인 『미지의 세계』에 나오는 내용이다. 어느 젊은 부인이 살충제를 먹고 자살을 기도했다. 그녀는 자리에 누운 채 절명을 하고 말았다. 사인을 확인하기 위하여 해부를 하였는데 위 속에 남아있는 살충제의 성분을 분석하여도 인체에는 전혀 해가 없는 물질임이 밝혀졌다. 이 부인은 결국 자신이 독약을 먹었다는 잘못된 신념에 의하여 죽은 것이다.

또 하나의 사례를 보면 이번에는 어느 사형수를 실험에 이용했다. 사형수의 눈을 가리고 신체를 의자에 꽁꽁 묶어놓은 다음 이제부터 목에서 피를 한 방울씩 떨어지게 하여 서서히 전신의 피를 빼내겠다고 선고를 하였다. 이렇게 선언을 하여 공포의 암시를 한 후 실험자는 죄수의 목에 바늘 끝으로 작은 상처를 내고 흡사 국소에서 피가 떨어지기라도 하듯 그의 목에서 물이 바닥 위에 한 방울씩 소리를 내며 떨어지도록 장치를 해두었다. 6분쯤 경과한 후에 "자, 이제 당신의 혈액 중 3분의 2는 없어졌다"라고 암시를 주자 사형수는 그 말을 믿었고, 두려운 나머지 절명을 하였다고 한다.

이와 같은 내용들이 의미하는 바는 인간은 감각을 가지고 있기에 부수적으로 일어나는 연상 작용에 의하여 신념이 동요된다는 사실을 알 수 있다. 신념에 의하여 죽기도 하고 살기도 한다는 것이다. 이처럼 마음은 우리가 생각하는 것 이상으로 알 수 없는 극과 극의 무한의 영역에서 활동을 하며 영향을 준다. 더불어 종잡을 수 없는 변화무쌍한 힘을 가지고 있는 것이 바로 마음이다.

믿음이 크면 암 덩어리도 순식간에 녹는다고 하였다. 젊은 여자는 살충제도 아닌 약을 살충제로 오인하여 목숨을 잃었다. 사형수는 그의 목에서 피가 나온다고 위장을 하여 체내의 혈액 중 3분의 2가 빠졌다고 암시를 주니 급기야 절명을 하고 말았다. 사람은 삶과 죽음에 이르는 영역에서 마음의 동요에 따라 어쩔 수 없이 결정적 영향을 받는다. 마음의 메커니즘은 알 수 없는 기이한 현상일 뿐이다. 사람이 목숨을 잃는다는 점은 반드시 물리적인 심한 충격을 받아야만 가능한 것이 아니라는 사실이다. 마음만으로도 얼마든지 목숨을 잃을 수가 있다. 이는 바로 불안과 두려움, 공포심이 합쳐진 결정적인 결과다. 생生과 사死의 안에 존재하는 모든 영역은 마음에 의하여 결정되므로 마음이 만법萬法의 근본이며, 창조주라는 사실을 알아야만 하겠다.

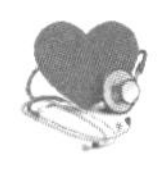

병은 육체에 기생하는 한낱 보잘것없는 하찮은 존재다. 마음으로 좌지우지할 수 있기에 치유는 얼마든지 가능한 것이다. 어차피 마음의 아픔이나 번뇌로 병이 생기는 것이니까 마음의 아픔이 사라지면 병이 사라지는 것은 너무나 당연한 일이다. 원인이 마음이요 병은 결과다. 원인만 제어하면 결과는 당연히 사라진다는 의미다. 그러니 치유의 방법을 마음에서 찾아야 함은 가장 이상적이고, 가장 올바른 방법일 수밖에 없다.

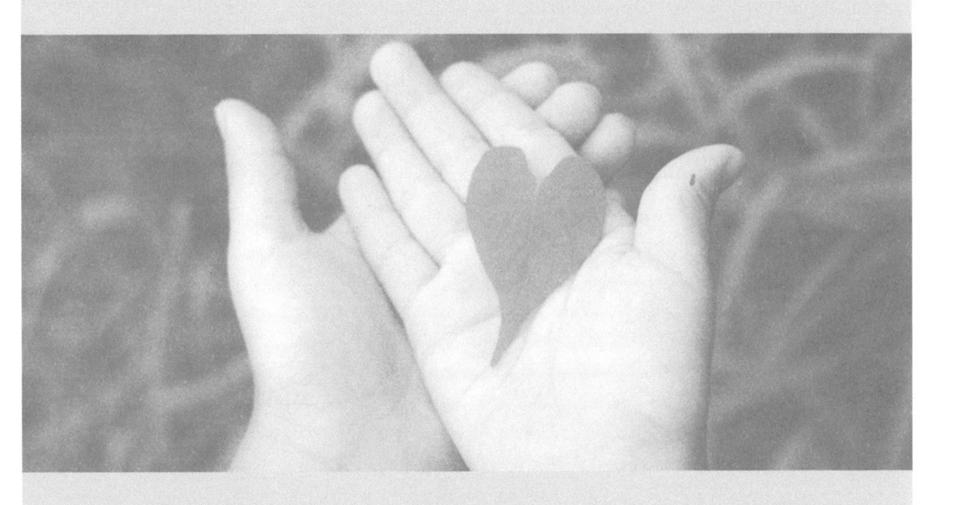

제2장

병을 물리치는 제3의 힘을 찾아서

우리는 질병에 걸리는 것을 오히려 당연한 현상으로 받아들인다. 병이 있음을 당연하다고 생각하는 것이 가장 큰 문제다. 그러니 병은 쉽게 올 수밖에 없다. 이 생각이 바로 미망이다. 우리 모두는 대부분 이 미망에 빠져서 헤어나지 못하고 있다. 미망의 마음이 문제이고 원인이라 할 수 있기에, 이 미망인 마음의 늪에서 빠져나와야 한다.

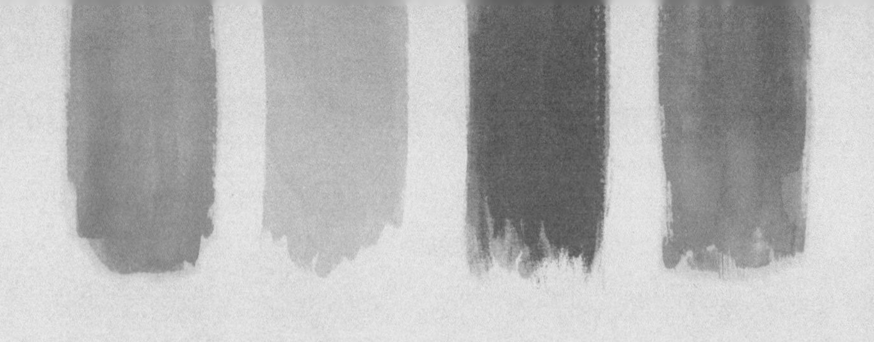

우리가 마음이라는 존재를 조금만
새로운 각도로 인식할 수 있다면
병 그 자체, 아픔 그 자체는 별로 대수롭지 않은 존재다.

병과 통증은 실체가 존재할까?

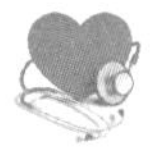

A. 병은 없다

현재 발생하는 질병의 95%는 본인의 마음, 즉 스트레스에 의해 생긴다. 물론 교통사고, 방사능 피폭, 유해 환경 물질로 인해 생긴 질병 등은 예외다. 마음으로 병을 치유할 때 가장 문제가 되는 것이 있다. 병이란 물질적 존재로서 우리 눈으로 확인이 가능하여 실체가 있는 것으로 생각하기 때문에, 어쩔 수 없이 사람들은 이 생각에 사로잡혀 헤어나지 못한다. 이때 신념이 가장 큰 장해물이 된다.

앞에서도 언급했지만 반야심경에서는 "물질은 없다."라고 했다. 색즉시공이다. 바로 "육체는 없다"는 말이다. 그리고 육체는 마음에 의해서만 존재 의미가 있고, 마음에 따라 반드시 어떤 반응과 변화를 하기에 마음의 이미지 혹은 마음의 그림자라 말하였다.

과학자이든 생물학자이든 인간의 육체에서 혈액 한 방울, 세포 하나, 아니 머리카락 한 올이라도 완전하게 똑같이 만들 수 있을까. 이는 전혀 불가능한 일이며 흉내조차 낼 수 없는 일이다. 다른 것도 아닌 바로 인간의 생명이기 때문이다. 생명은 절대자 아니 창조주만이 주관할 수 있는 것이지, 인간으로는 불가항력의 영역이다.

그렇다면 이렇게 생각을 해보자. 병을 절대자인 창조주가 만들었다고 한다면, 제아무리 의술과 과학이 발달하였다 해도 인간의 힘으로 완전하게 없앨 수 있겠는가. 이 역시도 불가능한 부분인 것이다. 생명은 영원하고 불멸이라 했다. 병도 불멸이기에 병은 영원히 고칠 수가 없다는 결론에 이르게 된다. 왜냐하면 창조주가 만들었다면 병 역시 생명과 동일하게 여겨져 영원히 치유할 수 없다는 결론이 나오기 때문이다.

하지만 과거든 현재든 병은 약을 먹거나 수술을 하거나 다른 방법을 통해서라도 어떻게 하든 치료하고 있는 것을 볼 때, 병은 절대자, 즉 창조주가 만든 것이 아니라는 점은 분명한 사실이다. 병은 인간에 의해서 만들어진 것이요, 그 요인은 어디까지나 인간의 일그러진 마음에 의해서 비롯한 것이라 말할 수밖에 없다. 여기서 일그러진 마음이란 원망, 미움, 분노, 시기, 질투, 의심, 슬픔, 불안, 공포, 트라우마, 자기학대, 잘못된 믿음 등등의 스트레스를 말한다.

그래서 병은 마음의 그림자라고 표현한다. 마음이 불편하니 육체에는 자연히 화학적, 물리적인 변화가 오며 그 결과 병이 나타나게 된다. 병은 마음, 즉 스트레스 뒤편에 졸졸 따라 나타나기에 마음의 그림자라 표현할 수 있다. 물질인 육체는 마음속에 있으며 그 안에서 헤엄을 치고 있다.

마음 에너지의 지시에 의하여 육체인 물질은 움직이면서 변화한다. 따라서 병은 마음 에너지의 지시, 반영에 따른 결과이기에 실체가 없는 마음의 그림자다. 그림자는 햇빛만 비추면 사라진다. 병은 진리의 빛만 비추면 사라진다. 즉, 병은 마음먹기에 따라서 사라지는 존재이다. 원인도 마음이고 결과의 답도 마음이다. 알고 보면 허망하고 조금의 가치도 없는, 하찮은 존재일 뿐이다. 언젠가는 사라져야만 하는 실재實在할 수 없는 존재이기 때문에 병은 없음을 말한다.

그리고 창조주는 말씀, 즉 마음으로 이 세상의 모든 만물을 만들었다고 하였다. 우리 육체도 이에 포함된다. 이는 창조주는 신神이기에 선善의 마음만 존재하고, 선의 마음이 만물을 만들었다는 뜻이다. 악惡의 마음은 신에게 아예 존재하지 않는다. 인간의 병은 신이 만든 것이 아니라고 했다. 신은 아예 병을 만들 수가 없다. 왜냐하면 신의 내면엔 악이 없기 때문이다. 병은 어디까지나 인간의 부정적인 마음이 만든 결과물이다. 따라서 병은 신이 만들지 않으므로 없다는 뜻이다. 신이 만든 물질만이 존재에 드는, 즉 실재實在하기 때문이다. "병은 없다."

필자의 전작 『마음이 통하는 치유의 기적』에서도 병과 통증은 사라져라, 사라져라 하는 반복 확언을 통하여 거짓말처럼 없어진 것을 여러 가지 사례로 확인해 보였다. 여기에서의 핵심은 사라져라 했을 때 사라졌다는 그 자체가 실로 중요한 부분이라는 것이다. 앞에서도 잠시 언급하였지만 만약 병이 실제로 존재하는 것이고, 생명과 같이 영원히 변함없이 존속하는 존재라면 아무리 없어지라고 해도 없어질 수가 없는 존재가 되어버리는 것이다.

기독교의 관점에서 볼 때 예수는 문둥병자와 앉은뱅이도 즉시 치유시켰고, 12년 된 혈우병 환자는 예수의 옷자락을 만지자마자 치유되었다. 예수는 그만큼 위대한 힘과 능력을 가지고 있기에 순식간에 병을 치유했음을 알 수가 있다. 간증의 사례에서도 이와 유사한 사례들은 얼마든지 있다. 나의 경험에서도 며칠 안 된 병은 30분 정도의 암시 한 번으로 없어졌다. 그리고 몇 달, 몇 년 된 병은 대략 3일 정도에 사라졌다. 우리 같은 보통 사람은 아무래도 깨달음이 부족하니 시간이 더 소요됨은 당연할 것이다. 어찌하든 병은 치유가 되었고, 병은 결국 사라졌기에 실재할 수 없는 것이라는 사실이 입증된 셈이다. 병의 치유는 마음먹기에 따른, 즉 신념에 따른 것임을 증명할 수 있는 결과가 되었다. 순간이든, 30분이든, 3일이든 결국 병은 없다고 단정하면 될 뿐이라는 새로운 사실을 인식할 필요가 있다.

다시 말하지만 색즉시공이다. 존재하는 듯한 물질이 변화하여 무로 돌아가듯이, 즉 육체와 병은 보이지만 변화를 거쳐 없어진다는 뜻이다. 결국 없어지니까 없는 것이라 할 뿐이다. 그리고 육체가 없으면 당연히 병도 없음이 마땅하다. 병은 육체에 달라붙어 육체를 괴롭히고 못 살게 구는 이방인에 불과하다. 아니 육체에 파렴치하게 기생할 뿐인 존재다. 다시 말해 존재할 필요가 전혀 없는, 가치가 없고, 무기력하고, 실체가 없는 존재다. 이런 가치가 없고 실체가 없는 존재이기 때문에 차분히 분석할 필요가 있다. 병의 치유는 올바른 인식과 방법을 터득하면 의외로 쉽게 처치가 가능하다는 희망이 보인다.

왜냐하면 병의 근원은 바로 부정적인 마음이기 때문이다. 무의식 속의 부정적인 에너지가 근원이자 주범이다. 그러니 마음만 잘 다스린다면 충분히 가능하다는 사실이다. 아니 마음만이 답이라는 사실이 수긍이 갈 것이다. 이러한 내용들을 처음부터 이해하기는 쉽지 않을 테지만, 순간이든, 몇 분이든, 며칠이든 병이 치유되었던 근원적인 이치에 대해서 그 내면을 좀 더 들여다본다면 이해의 폭은 분명 넓어질 것이라 기대한다. 따라서 어느 정도의 깨달음만 갖게 된다면 엄청난 자신감과 큰 힘을 얻을 수 있게 된다.

모든 현상은 무無에서 비롯된다. 무는 바로 마음이고, 마음은 눈으로 볼 수 없지만 실제로 모든 것을 창조하는 에너지이자 힘이다. 성경에서도 만물은 하나님의 말씀, 즉 마음의 파동으로 창조되었다고 했다. 결국 잘못된 마음, 즉 미망(사리에 어두워 갈피를 잡지 못하고 헤매고 있는 상태. 병은 원래 없는 것인데 우리 모두는 병은 실재한다고 믿는 마음)에 의해서 병은 비롯된 것이라 했기에 병도 우리가 창조했다고 볼 수 있다. 이 미망의 잘못된 마음을 없앨 수 있는 것도 바로 올바른 마음이다. 미망도 결국 에너지이자 미립자이기 때문이다. 마음의 힘만 제대로 인식하여 적용할 수 있다면 병쯤은 얼마든지 해결이 가능하다는 귀결이 난다.

우리는 우리의 마음으로 우주에 가득한 양자, 즉 에너지를 물질로 변화시킬 수 있다고 했다. 양자들은 평소에는 에너지, 즉 파동으로 존재하다가 인간의 의식에 포착되는 순간 물질인 입자로 바뀐다. 전자 현미경을 통해 보면 공간에 퍼져있는 양자들이 우리의 마음의 에너지에 반응해서 시선을 준 곳으로 빠르게 모여든다는 것이 확인되었다. 인간이 바라보면서 의식에 힘이 전달되는 순간 에너지는 입자들로 변화하면서 응축하는 과정을 거처 물질화한다는 의미다. 물질인 분자 입자를 분리하면 원자가 되고, 원자를 분리하면 미립자가 된다. 미립자는 돌연히 무無에서 발생하고 무로 돌아간다. 결국 물질은 무의 변형임이 발견된 것이다.

그러므로 우리의 의식, 즉 마음은 곧바로 물질을 만드는 근원적인 힘이 된다는 이치다. 물론 여기에는 강한 집중력이 있어야 하고, 충분한 시간이 필요하겠지만 말이다. 물질인 미립자는 무無로 돌아간다. 이 얘기는 모든 물질은 변하면서 사라진다는 의미다. 바로 사라지기에 물질은 없다고 말할 수 있다. 이는 육체도 병도 물질이기에 결국 사라지므로 없다는 것이다. 실체가 없다는 뜻이다. "육체는 없다. 병은 없다."

우리 안에 병적 요소, 예를 들어 암이 있다고 하자. 1센티미터의 암 덩어리에는 약 10억 개의 암세포가 있다고 한다. 이들 암세포도 결국 잘게 쪼개면 분자, 원자를 지나 미립자, 즉 파동인 부정적인 에너지임이 틀림없다. 이 에너지도 우리의 의식의 성향에 따라 향방이 바뀌는 것은 어쩔 수 없는 사실이다. 환자가 치유를 해야 한다는 의지가 강하면 치유되는 쪽으로 암세포의 미립자가 재빠르게 눈치를 채 태도와 자세를 바꾼다. 일테면 암세포 미립자의 전자의 향방이 치유되는 긍정의 방향으로 전환된다는 것이다.(현대 과학은 여기까지 확인을 함.)

반면 불안과 두려움, 공포에 휩쓸려서 병의 위력에 쩔쩔매면 미립자는 환자의 마음을 눈치 채 병세는 점점 더 악화될 것이다. 즉, 암세포의 미립자 전자의 방향은 병이 악화되는 쪽으로 바뀌게 된다. 왜냐하면 이들 미립자는 각자 고유한 지능이 있으며, 인간의 마음을 정확히 읽어내는 믿지 못할 정도로 예리한 능력이 있기 때문이다. 미립자는 인간의 마음을 간파하여 그에 따라 행동하여 변화를 일으킨다는 것이다. 우리의 의식의 힘에 따라 우리 몸도 바뀐다는 이치이다. 바로 스스로 건강해지기를 바라면 건강해지는 것이 당연하며, 병을 생각하면 병이 온다는 자명한 사실을 알려주고 있다.

우리는 신의 자식이라고 표현했다. 신은 완전무결하고 완전 원만하기에 불행과 병은 아예 있을 수가 없다. 신의 자식인 인간 또한 똑같이 병이 존재할 수 없다. 어버이가 완전무결하면 당연히 아들인 자식도 완전무결해야 하기 때문이다. 우리 안의 생명은 창조주인 신으로부터 부여받은 신성神性한 것이다. 신의 성품으로 이루어진 존재이기에 신의 아들딸임은 자명하다. 신의 성품이 바로 우리의 생명임을 직시해야 한다. 그래서 인간은 완전무결하고 완전 원만해야만 한다. 따라서 병은 없어야 한다. "병은 없다." 더 이상 그릇된 미망에서 벗어나 이러한 사실을 자각하는 것만이 우리가 지녀야 할 소중한 임무다.

B. 통증도 없다

사실 살아가면서 아프지 않은 사람은 없고, 한두 번 병에 걸리지 않는 사람은 없다. 우리는 이 아픔을 어떻게 이겨내야 할까. 숙명처럼 반드시 짊어지고 가야 하는 것인지. 아픔은 우리와 떼어 놓으려 해도 그럴 수 없는 필연적 불가분의 관계인지 곰곰이 생각해볼 필요가 있다. 앞에서 병은 없다고 했다. 병이 없으면 아픔도 없다. 아픔도 역시 우리가 잘못 생각하기 때문에 없는 것이 있는 것처럼 보일 뿐이다. 우리의 미망에 의한 결과이므로 마음만 바로 세우면 금세 아픔은 없다는 것을 알 수가 있다.

예를 들어 잘린 손가락이 있다고 하자. 이 잘려나간 손가락은 통증을 느낄까. 아니면 통증을 느끼지 못할까. 답은 금방 나오지 않을 것이다. 거기에는 신경이라든지 세포도 있고, 혈액도 남아 있으니 아플 것이라고 생각할 수도 있겠지만 잘린 손가락에 아픔은 없다. 아픔을 느낄 수 있는 요인이 이미 사라졌기에 하나의 잘린 손가락으로서, 아니 물질로서만 존재하기 때문에 아픔은 사라진 것이다.

순수한 물질 자체로서는 지성도 의식도 없다. 그 자체는 느낌이나 감각, 성질이 있을 수가 없다. 잘려나간 손가락에는 성질을 나타나게 하는 마음이라는 핵심이 이미 사라지고 없다. 마음이 없어졌기에 잘린 손가락은 아픔을 절대 느낄 수 없다. 이 사실을 우리는 분명히 알아야 한다. 사람이 죽으면 시체가 된다. 생각을 해보자. 시체는 아픔을 느낄 수 있을까. 잘려나간 손가락과 똑같이 마음이 떠난 후라서 아픔을 느낄 수 없다.

사람이 죽으면 조금만 있어도 시체는 부패하기 시작한다. 왜 그럴까? 영혼이 떠나는 순간이기 때문일까? 우리를 지켜주던 마음이 없으니 육체는 아무 힘없이 그저 쓰러질 뿐이다. 육체, 그 자체는 아무런 능력도 힘도 없고 무기력하기만 하다. 마음 안에 육체는 존재한다고 하였기에 마음만이 주체이고 마음만이 실체라 할 수 있다. 마음 없는 육체는 존재할 수가 없다. 주체는 바로 마음이기에 주체가 사라지면 그림자인 육체는 당연히 사라질 수밖에 없다. 마음은 생명이다. 결국 마음이란 우리에게 가장 중요한 수호신이자 핵심적 본질이다.

우리는 흔히 육신을 자신이라고 한다. 마음을 자신이라고 하지는 않는다. 겉으로 보이는 모습만 자신이라고 한다. 그래서 사람들은 육신을 위해서 온갖 신경을 쓰고 투자를 하여 돋보이게 하려고 몸부림을 친다. 보신을 위해 보양식, 영양제, 보약, 심지어는 혐오 식품도 서슴지 않고 섭취한다. 미적 보완을 위하여 온갖 치장을 다하고, 성형 수술 또한 어렵지 않게 결정한다. 쾌락을 위하여 술, 담배, 심지어 마약까지도 접한다. 몸은 온갖 액세서리와 고급 의상으로 치장하고, 거기다가 명품을 소지해야 자신이 빛난다고 생각한다. 육신을 위해서 이렇게 온갖 수단과 방법을 가리지 않고 행동한다. 이는 육신인 물질이 오히려 마음을 지배한다고 착각하여 빚어지는 결과가 아닐까.

그렇다면 우리의 주인이자 자신을 지켜주는. 그 무엇보다도 소중하고 고마운 마음을 위해서 우리는 무엇을 준비하는가. 이 귀중한 마음을 위해서 교양서적이라도 한 권 읽을 수 있는 준비가 되어 있는가. 아니면 마음 수련을 위해서 어떤 훈련이라도 하는가. 각설하고, 이렇게 마음이라는 것이 중요한 것임을 알게 되었다면, 우리의 주인은 바로 육신이 아니라 마음이라는 사실 또한 알아야 한다. 육신은 마음의 종이요 그림자이자 아무 힘도 능력도 없는 나약한 존재이다. 단순히 생명인 마음이 활동할 수 있는 무대이자 마음을 담는 그릇일 뿐이다. 오직 마음만이 나를 지켜주는 진정한 자신의 수호신이자, 생명이자, 주인임을 알아야 한다.

우리가 허리가 아프고 팔다리가 아프거나 할 때, 또는 위장에 탈이 날 때도 우리의 신체는 물질 그 자체이므로 아픔을 느끼지 않아야 된다. 『생명의 실상』이라는 책에서도, 아프다고 느끼는 것은 미망의 마음이 그런 공상을 지어내어 본인의 암시로 아픔을 느낀다고 생각하기 때문이라고 나와 있다. 원래는 없는 아픔이지만 미망에 빠져 괴로워할 뿐이다. 그러므로 미망의 마음만 다른 곳으로 옮겨버리면 아픔은 없어지는 것이라고 이야기한다.

예를 들어 최면요법을 생각해보자. 조셉 머피의 저서 『잠재의식의 힘』을 보면, 스코틀랜드의 에스틸이라는 의사가 큰 수술을 할 때 마취 대신 최면요법을 사용한 사실이 나와 있다. 1841~1846년에 이비인후과 수술, 사지 절단 수술 등 약 400여 회에 걸쳐 큰 수술을 할 때 최면요법으로 마취 수술을 하였다고 한다. 이때는 현대의 마취 기술이 발달되기 전이다. 환자는 통증을 느끼지 않았으며 부작용도 없었다고 한다. 약 180년 전인데도 최면 시술이 상당히 발전되었다는 사실을 보여준다. 최면이란 암시를 통해서 마음을 잠시 다른 곳으로 빼돌려 놓는 기법이다.

최면을 걸어 아픈 부위를 수술할 때 그 부위의 의식을 없애면 수술을 하여도 아픈 것을 느끼지 못한다. 즉, 마음이 그곳에 없으니 아픔도 없게 되는 것이다. 물질이 아픈 것이라면 마음을 없애도 물질은 아파야 하는데 물질은 아픔을 못 느낀다는 것이다. 그러니 물질이 아픈 것이 아니라 바로 마음이 아프다는 것이다. 아프다고 하는 잘못된 마음이 있기에 아픈 것이지 이러한 아픈 마음을 다른 곳으로 돌려놓으면 아픔은 느낄 수 없다는 이치다.

머리가 아프다가도 어떤 일로 정신을 잠시 다른 곳에 빼앗기게 되면 그때는 아픔을 느끼지 못한다. 본정신으로 다시 돌아와야지만 아프다는 것을 느낄 수가 있다. TV의 재미있는 오락 프로그램을 본다든지, 바둑을 둔다든지, 일상의 업무를 하든지 간에 어떤 일에 빠져들어 정신이 한곳으로 쏠리게 되면 그런 때는 잠시나마 아픔을 못 느끼는 경우가 있다. 우리가 살아가면서 수없이 겪는 일이지만 이를 중요하게 여기지 않고 그냥 그런 것이구나 하고 넘겨버린다. 여기에 의미심장함이 있다.

아픔을 못 느끼는 경우가 있다고 하지만 이는 실제로 물질인 머리가 아픈 것이 아니기 때문이다. 순수한 물질인 머리가 아픔을 느낀다면 마음이 다른 곳에 가 있더라도 아픔을 계속 느껴야만 한다. 왜냐하면 물질인 머리는 그 순간에도 계속 아파 있기 때문이다. 하지만 마음이 다른 곳으로 쏠리면 아픔을 못 느낀다는 것은 바로 머리인 물질이 아픈 것이 아니라는 확연한 사실을 보여준다. 미망의 마음에 의해서 아픔을 느끼기 때문에 이런 현상이 생길 뿐이다. 쉽게 표현한다면 시체는 마음이 떠난 상태이다. 마음이 없으니 통증도 아픔도 어떠한 감각도 없는 것이다. 바로 통증과 아픔은 마음에 있지 물질인 육체에 있지 않다는 사실을 말해준다.

또 다른 예로 우리가 알고 있는 환지통을 보자. 손가락이 잘려나갔으면 그 잘려나간 부분은 아픔을 못 느껴야 되는데, 다친 때가 다가오든지 어떤 계기가 되면 손가락은 이미 잘려져 없는데도 없는 부분인 손가락이 아픔을 느끼는 경우를 환지통이라 한다. 물질인 손가락은 없는데 없는 손가락이 아프다고 하는 현상은 이해하기가 어렵다. 잠재의식 속의 과거의 망념이 나타나 아픔을 느끼는 현상이다. 이런 경우를 보더라도 물질이 아픈 것이 아니라 마음이 아프다고 하는 사실이 입증되는 셈이다. 위와 같은 사례들을 가볍게 보지 말고 좀 더 관심을 더해 의미를 분석해볼 필요가 충분히 있다.

이처럼 마음은 알게 모르게 작용하고 있다. 육신의 괴로움과 아픔은 자신이 고칠 수 있음을 인식하지 못하고, 육체가 마음이라는 것과 별개라서 각기 분리되어 있다는 신념에 의해서 아파도 속수무책 당하고만 있을 뿐이다. 아픔에서 벗어나기 위해서 그 아픔을 차분히 생각해 보자.

필자는 허리가 약해서 자주 통증을 느껴왔다. 디스크가 빠져나온 추간판 탈출증이니, 퇴행성이나 인대가 밀려나간 염좌니, 내장의 이상으로 온 허리 통증이니 하는 것을 구체적으로 분석하여 알아야 할 필요까지는 없다. 의학 지식은 그다지 중요하지 않다는 얘기다. 허리가 아프다는 그 자체만 단순히 생각하면 된다. 눈을 감고 아픈 부위를 가만히 응시하며 관찰해 보자. 허리 자체는 단순히 물질인데 물질만의 허리가 아픔을 느낄 수 있을까. 여기에 신경이 있든, 인대가 있든, 근육이 있든 이 또한 물질인데, 순수한 물질 그 자체가 감각을 느끼는지, 성질 혹은 의식 역시 없는 것인데 과연 아픔이 있다는 것이 맞는 것인지라고 자문해 보자.

단지 내가 잘못 생각을 해서 아플 뿐이지, 창조주, 즉 신이 만든 완전한 인간은 아플 수 없을뿐더러 물질 덩어리인 허리 그 자체로만은 아픔을 느낄 수 없어야 한다. 이때 허리가 아프다 하는 것은 마음이 허리에 가 있기 때문이라 했다. 그 마음이 작용해서 아플 뿐이다. 허리에 마음 아니 의식이 없다면 아픔은 절대 느낄 수 없다. 실제는 허리인 물질이 아픈 것이 아니라 마음이 아픈 것이다. 우리는 면밀히 분석하여 제대로 인식하여야만 한다.

아픈 허리를 무시하고 마음의 시선을 다른 곳으로 바꾸어보자. 그리고 아픔은 사라져라, 없는 아픔은 사라져라, 사라져버리라고 여러 번 반복해서 확언해 보자. 아픈 마음은 바로 미망(사리에 어두워 갈피를 잡지 못하고 헤매고 있는 상태, 즉 아픔은 당연히 존재하고 우리가 필연적으로 겪어야만 하는 것으로 착각하고 있는 상태)이고, 미망은 마음으로 사라지게 할 수 있으니까 말이다. 5분이고 10분이고 반복 확언을 하다 보면 어느 순간 아픔이 조금씩 가벼워짐을 느낄 것이다. 더욱 박차를 가하여 확언을 해주면 이내 아픔은 다 사라지고 만다. 이것이 우리의 육체와 마음의 상관관계이며 우리 몸의 메커니즘이라 할 수 있다.

따라서 물질은 변하는 것이기에 변하는 것은 없는 것이라고 진작부터 얘기했다. 허리의 아픔은 변하는 것이니까 원래 없는 것이다. "없는 것이다." 이렇게 강하게 부정하면 된다. 그리고 우리에게는 오직 생명만이 영원하고 완전무결하며 완전 원만할 뿐이다. 허리가 아픈 상태에서도 그 뒤에 존재하는 생명력은 조금도 흔들림 없이 굳건히 나를 지켜주고 있다. 앞에서 생명 자신의 표현이 바로 육체라고 했다. 허리도 생명 표현의 한 부분이다. 이를테면 허리 자체는 물질이 아닌 영이자 생명의 표현이다. 영적 존재로서 생명 표현인 허리가 아프다는 것은 있을 수 없는 일이다.

허리가 아픈 것은 우리가 허리 자체를 단순한 물질로만 착각하고 있기 때문에 아픈 것이다. 허리는 물질이 아닌 오직 생명이자 영체라고 더욱 깊이 자각하여 차분히 생각한다면 가장 이상적인 힘이 될 수 있다. 아픈 부위에 의식적으로 생명의 빛을 비춰주고 유도를 하게 되면 마음이 안정되면서 이까짓 것쯤이야 하는 자신감이 생기게 된다. 이런 식으로 명상을 더해주면 병과 통증은 사라질 수밖에 없다. 내 안에 있는 생명의 위대함을 믿으면 믿는 만큼 치유는 기대와 더불어 희망이 되고 점점 긍정의 효과를 보여 줄 것이다.

또한 육체는 없다고 앞에서도 이야기했다. 허리가 아프다고 할 때 아픈 허리 그 자체는 물질이다. 물질만인 허리는 육체의 일부분으로 마음이 없는 상태이기 때문에 엄밀히 따지면 없는 것이라 했다. 없는 허리가 아픔을 느낀다 하는 사실은 이해가 안 된다. 하지만 가만히 분석해보면 허리에는 이미 마음이 존재한다. 그 마음이 바로 아픔을 느끼게 하는 주범이다. 허리라 하는 물질이 아픈 것이 아니라 마음이 아픈 것이다. 물질인 허리는 아플 수가 없다고 했다. 아프다고 하는 현상의 내면에는, 바로 잘못된 마음에 속고 있다는 뜻이 내포되어 있다. 마음이 문제이다. 마음 중에서도 잘못된 마음, 일테면 미망의 마음이다. 이 미망의 마음 때문에 아픔이 있을 뿐이다.

우리는 질병에 걸리는 것을 오히려 당연한 현상으로 받아들인다. 병이 있음을 당연하다고 생각하는 것이 가장 큰 문제다. 그러니 병은 쉽게 올 수밖에 없다. 이 생각이 바로 미망이다. 우리 모두는 대부분 이 미망에 빠져서 헤어나지 못하고 있다. 미망의 마음이 문제이고 원인이라 할 수 있기에, 이 미망인 마음의 늪에서 빠져나와야 한다.

그래서 방법은, 육체는 없다, 병은 없다, 아픔은 없다, 나는 신의 아들, 신의 아들, 신의 아들은 완전무결하다, 완전무결한 신의 아들이 어떻게 아플 수가 있겠는가, 아플 수가 없다, 단지 아프다 하는 미망에 빠져 잠시 허덕일 뿐 아픔은 없는 것, 미망도 없는 것, 없는 것은 사라져라, 사라져라, 사라져버리라고 마음속으로 외치는 것밖에 없다. 이때 주위에 사람이 없으면 큰 소리로 외치면서 두 주먹 불끈 쥐고 격렬하게 부들부들 떨면서 좀 더 격하게 표현해보자. 아픔은 꺼져라, 꺼져, 당장 꺼져버리라고 강하게 명령하듯이 하면 마음의 새김이 더욱 깊어짐을 느낄 수 있다. 이렇게 되풀이하여 반복 암시를 하다 보면 어느 시점부터 통증이 서서히 사라지면서 몸이 가벼워짐을 알 수 있다. 대략 20~30분이면 효과를 볼 수 있다.

이와 같이 우리가 마음이라는 존재를 조금만 새로운 각도로 인식할 수 있다면 병 그 자체, 아픔 그 자체는 별로 대수롭지 않은 존재다. 홀연히 사라지는 꿈이나 망상일 뿐, 그저 빛만 비추면 사라져버리는 그림자와 같은 존재이다. 햇볕만 비추면 곰팡이가 사라지듯이 우리가 생각하는 병이나 아픔도 그렇게 사라져 버리는 것이다. 진리의 빛만 비추면 병은 사라질 것이고, 아픔 또한 사라진다.

지금까지 아픔에 대해서 말하였다. 앞서 육체는 없고, 더불어 병도 없다고 했다. 병이 없으면 의당 아픔도 없음이 당연한 귀결일 것이다. 우리가 아픔을 느껴왔고, 고통을 받아온 것은 사실이다. 하지만 그 실체만 제대로 분석하여 파악만 한다면 그리 두려워할 만한 존재는 아니라는 것을 알 수 있다. 존재하는 것처럼 보이지만 알고 보면 물질의 작용이 아닌 마음에 의한 결과이기 때문에 이들 아픈 마음, 통증은 마음으로 얼마든지 통제할 수 있고, 사라지게 할 수 있다. 그래서 없는 것이라 감히 말할 수 있다. 사실 없기 때문일 뿐이다. 아픔이 실제로 존재하는 것이라면 영원히 사라지게 할 수는 없다.

양자역학에서도 말했듯이 통증은 어차피 에너지의 일종이다. 에너지의 파동이 미립자라 했기에 이들 미립자는 우리의 마음을 아주 잘 꿰뚫어보는 능력이 있다고 했다. 미립자는 다행히도 우리의 마음을 잘 따라주어 마음으로 얼마든지 조율이 가능하기 때문에 완전한 처치가 된다는 점을 잊지 말자.

병은 힘이 없고 무기력한 존재다

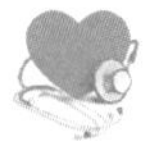

병이란 일반적으로 엄청난 괴력을 지니고 있다고 생각한다. 하지만 그 안의 실상을 보면 나약하고 무기력한 존재임을 알 수 있다. 병은 일반적인 치유 방법으로 치유가 되고는 하지만, 아직도 원만하게 치유가 잘 안 되는 경우도 많고, 불치병 혹은 난치병들도 있다. 이는 단지 치유 방법을 찾지 못해 치유가 안 될 뿐이지, 병의 위력이 대단해서 치유를 못 하는 것이 아님을 알아야 한다.

그 요인은 원인을 찾지 못한 결과가 아닐까? 대부분의 치유 방법에서 원인을 분석하여 치유를 하는 경우는 거의 볼 수가 없다. 그러니 치유가 잘 안 되고 설사 치유가 되었다고 해도 재발하거나 아니면 제3의 다른 질병이 생겨나고는 한다. 왜냐하면 병의 원인은 그대로 남겨둔 상태이기 때문이다. 현재의 치유 방법은 나타난 증상만을 다룰 뿐이지, 그 안의 원인을 수정하여 치유를 하는 경우는 거의 없기에 한계가 있음은 당연하다. 숨어있는 원인은 언제 또 작동할는지 모른다. 병이 나타난 증상이 결과라면 반드시 원인이 있는 법이다. 다른 부분에서는 원인을 그렇게 중요하게 여겨 문제의 원인을 분석하여 문제 해결을 도모하는데, 왜 유독 질병 치유와 관련해서는 원인을 그렇게도 관대하게 여겨 도외시하는지 도무지 이해가 안 될 뿐이다. 치유의 핵심은 바로 원인에 있는데도 말이다.

현상의 세계는 마음의 나타남의 세계이다. 우리 육안으로 보이는 현상의 세계는 바로 마음에 의하여 보이는 세계이다. 이것을 유심소현有心所現으로 표현한다. 불교에서는 일체유심조一切唯心造라 하고, 기독교에서는 씨 뿌린 대로 거둔다고 한다. 원인이 과거의 마음이고 나타난 현상은 결과임을 의미한다. 병도 과거의 잘못된 상념이 집적되어 오늘의 결과로 나타남을 말한다. 물론 잘못된 생각이란 부정적인 생각, 즉 미움, 원망, 분노, 두려움, 불안, 공포, 시기, 질투, 슬픔, 외로움, 트라우마, 자기학대, 잘못된 믿음 등등의 부정적인 정서에 의한 스트레스에서 비롯되는 것임을 알 수 있다.

이런 일그러진 마음들이 시간을 두고 무의식 속에 쌓이면서 영혼과 신체를 교란하면 당연히 병이 생겨날 것이다. 그래서 원인은 과거의 상념들이고, 오늘 나타난 병은 결과로서 원인 결과의 법칙에 따르는 것임을 알 수 있다. 병의 원인이 과거의 상념들이면 그 상념인 원인을 분석하여 원인을 제거하여야만 할 것이다. 그러면 당연히 결과인 병은 사라질 수밖에 없을 것이다.

원인인 스트레스에 의하여 영향을 받고 있는 해당된 병적 부위는 혈류

공급의 불량으로 산소 결핍이 뒤따르고 빈혈 현상이 나타난다. 비정상적인 나쁜 호르몬이 생성되면서 면역력이 저하되어 당연히 질병으로 나타날 것이다. 따라서 원인인 스트레스의 부정적 에너지가 정화되든지 사라지면 질병 부위는 정상적인 혈류가 확보되고, 정상적인 호르몬이 생성되면서 면역력이 회복되어 치유는 순식간에 이루어진다.

중요한 사실은 나타난 현상인 병에 집착하면 집착할수록 병은 커질 수밖에 없다는 점이다. 부조화가 중첩되면 병은 심화된다. 여기서 벗어나기 위해 우리가 해야 할 일은 병이라는 생각이 아예 들지 않도록 마음을 무장하는 것이다. 자신도 모르게 불현듯 병에 대한 불안, 공포, 두려움이 불쑥불쑥 나타나는 것은 누구나 경험하는 현상이지만 이런 현상은 가장 위험한 장애물이 된다. 이렇듯 불현듯이 불쑥불쑥 나타나는 관념적 생각은 내가 병을 심리적으로 이겨내지 못하고 무서워하고 있다는 공포심의 반증이다. 한마디로 병에 지고 있다는 얘기다. 이를 이겨내기 위해서는 마음공부를 해서라도 병을 무시할 수 있을 정도로 심리적으로 재무장을 하여야만 한다.

여기서 짚고 넘어가야 할 사례가 있다. 정신의학계의 거장인 데이비스 호킨스 박사의『의식혁명』이라는 책을 보면, 의식의 수치를 0에서 1000까지 수치화해 놓았다. 수치심은 20, 비난은 30, 절망은 50, 슬픔은 75, 두려움과 근심은 100, 분노와 미움은 150, 용기와 긍정은 200, 용서와 포용은 350, 사랑은 500, 평화는 600, 깨달음은 700~1000이라는 의식의 수치에 따라 지도를 만들어 놓았다. 병을 만들 수 있는 부정적인 의식은 당연히 수치가 약하다. 미움과 분노의 수치가 150이니, 그 이하의 수치를 나타내는 의식은 병을 만드는 직접적인 요인인 저차원의 에너지다. 반면 긍정의 수치는 200이고, 그 이상들의 수치는 병을 치유할 수 있는 수준의 고차원의 에너지임을 알 수 있다.

이들 내용의 핵심은 의식의 수치가 저급한 요인들이 병을 만들고 있다는 점이다. 부정적인 마음, 즉 스트레스를 일컫는다. 이들 저차원의 에너지가 작용하여 우리 몸을 교란하여 결국 질병을 만든다. 한마디로 힘이 없는 저급한 수준의 의식이 문제가 된다. 이들을 극복하거나 정화할 수 있는 고차원의 의식들로 우리는 무장하여야만 하겠다. 앞에서 신神은 선善이라고 표현하였다. 선은 긍정적 의식을 말하고, 악惡은 부정적인 의식을 나타낸다. 일테면 신의 마음에는 선만이 존재하고 신은 선만을 만들었다는 말이다. 악은 어디까지나 인간의 부정적인 의식이 만들었다. 그래서 신이 만든 긍정의 의식은 그만큼 훌륭한 가치가 있고, 한마디로 고차원으로서 큰 힘과 능력이 실려 있다.

반면 인간 자신이 만든 저급한 부정적인 마음은 우리에게 해악을 주기만 하지 가치가 없으며 아무 힘도 없는 저차원의 무기력한 존재이다. 왜냐하면 이들 저차원의 마음은 얼마든지 고차원인 선의 마음으로 극복하거나 정화할 수 있기 때문이다. 용서와 사랑의 마음으로 분노, 미움, 원망은 얼마든지 제어할 수 있다는 사실을 우리는 잘 알고 있다. 절망, 슬픔, 두려움, 공포 등은 어느 정도의 깨달음만 있으면 충분히 극복이 가능하다. 결국 고차원의 긍정적인 의식이 저차원의 부정적인 의식을 다스리고 극복할 수 있으며 지배할 수 있음을 보여준다.

한마디로 긍정의 마음의 에너지는 힘이 있고, 부정의 마음의 에너지는 힘이 없는 무기력한 존재라는 사실을 알려준다. 그래서 부정적인 의식이 만든 병은 힘이 없고 나약한 존재라는 중요한 사실을 우리는 알아야만 할 것이다. "병은 힘이 없다! 힘이 없는 것이 병의 실체다!" 데이비드 홉킨스 박사는 분명히 말한다. 의식의 수준이 500~600 이상이 되면 어떠한 병도 치유된다고 말이다.

역사상으로 보면 어떠한 질병일지라도 자연 치유된 사실은 수없이 기록으로 나타난다. 특히 예수의 질병 치유 사례는 너무도 잘 알려져 있다. 네 죄를 사하노라고 말하는 순간 문둥병자와 앉은뱅이 환자는 즉시 치유되었고, 12년 된 혈우병(자궁암) 환자는 예수의 옷자락만을 잡았는데도 순간 치유가 되었다. 기독교의 간증 사례도 수없이 보고되고 있다. 또 기적적인 자연 치유의 사례들은 얼마든지 있다는 것을 알고 있다. 『생명의 실상』이라는 책에도 마음의 깨달음에 의하여 수많은 불치병과 난치병이 치유된 사례가 나온다. 미국의 인지과학 연구소의 내용에 따르면 오래전의 얘기지만 830여 권의 의학 잡지에 나오는 암의 자연 치유 사례는 약 3500건에 달한다고 한다. 희망이 없는 불치병에서 치유된 환자들은 의식의 대전환 현상으로, 일테면 깨달음으로 치유가 되었음을 보고한다.

부끄럽지만 필자의 사례도 표현해보겠다. 전작인 『마음이 통하는 치유의 기적』에서도 밝힌 바와 같이 5년 된 비염, 몇 달 된 위장병, 허리 통증, 변비, 설사, 감기, 이석증, 치질, 피부병, 어지럼증, 불안, 초조, 긴장, 담결림, 우울증, 공황장애, 고혈압, 만성 기침 등에서 며칠 안 된 가벼운 질병은 10분 아니면 30분 혹은 몇 시간 만에 치유했다고 얘기하였다. 몇 달, 몇 년 정도 된 질병들은 대략 3일 안팎으로 치유했다고 말했다. 어느 건강 잡지에는 이들 내용이 지금도 수록되고 있다. 이 사실이 중요한 것이 아니라, 이처럼 질병은 어떤 계기가 주어지면 순식간에 사라진다는 사실이 중요하다는 것이다. 바로 질병 그 자체는 실체가 없고 아무런 힘도 없는 무기력한 저차원의 에너지로 만들어졌기에 쉽게 사라지게 할 가능성과 희망을 보여준다. 한마디로 질병은 힘이 없고 나약한 존재다.

그러나 한 가지 짚고 넘어가야 할 중요한 문제가 있다. 이는 바로 질병에 대한 불안, 두려움, 공포다. 이런 생각들 때문에 우리는 질병 앞에서 힘없이 무너진다. 모든 사람들이 이 올가미에서 벗어날 수가 없기에 가장 큰 족쇄다. 암 환자를 보자. 멀쩡했던 사람이 건강검진을 받은 결과 당신은 암에 걸렸소라는 의사의 진단을 받는 순간부터 초죽음 상태에 이른다. 몇 달 만에 휠체어를 타고 나오는 사람도 있고, 심하면 잘못되어 나오는 사람도 있다. 왜 이럴까? 진단을 받기 전에는 멀쩡했던 사람이 몇 달 만에 생사의 갈림길에 놓이게 된다. 이는 바로 불안, 두려움, 공포의 결과다.

치유가 될까, 치유가 안 되면 어떻게 하지. 잘못하면 죽을지도 모른다는 두려운 마음, 수많은 번뇌와 고통스러운 마음들이 교차한다. 불안과 두려움 공포에 떨면 암의 증가와 확대의 속도는 무려 7~8배에 달한다는 보고가 있다. 암을 극복하지 못하고 잘못되는 사람들은 결국 불안과 두려움, 공포심에 무릎을 꿇는 경우가 아닌가 싶다.

이들 불안, 두려움, 공포심 때문에 우리는 병의 위력이 대단하다고 자기최면에 빠져 괴력에 벌벌 떨고 있음을 부정할 수가 없을 것이다. 질병은 힘이 대단한 존재라고, 이기기 힘든 막강한 괴력을 지녔다고 우리는 착각 아닌 착각을 하고 있다. 여기에 함정이 있다. 문제는 자신의 태도에 달려

있는데 말이다. 사실 질병 치유에서 최대의 난관이자 적이 불안, 두려움, 공포심이란 사실을 아는 사람은 별로 없는 듯하다. 이보다 더 큰 치유의 적은 없는데도 말이다. 이 사실을 정확히 인식해야만 한다. 오로지 이러한 소극적이고 부정적인 마음이 문제일 뿐이다. 오죽하면 질병은 공포의 반영이라는 말까지 나왔을까. (이 문제는 다음 장에서 자세히 언급하겠다.)

그래서 병은 아무 위력이나 힘이 없다는 사실을 알아야만 한다. 우리가 병의 힘을 대단하다고 인정하니 병이 괴력을 떨친다. 믿음대로 현실에 나타난다. 한번 시험해보면 알 수 있을 것이다. 본인이 현재 앓고 있는 병을 대상으로 평소처럼 병은 위력이 대단한 존재라서 치유하기가 참으로 곤란하다고 불안과 두려움에 싸여 걱정하는 마음으로 하루를 보내보자. 반면 하루는 병은 아무런 힘이 없는 무기력한 존재라서 얼마든지 치유할 수 있고 극복할 수 있는, 반드시 이겨낼 수 있다고 강한 자신감(필자의 위의 내용들을 적용하면 더욱 좋다.)을 가져보자.

분명 결과는 다르게 나타난다. 전자는 병의 상태에 변화가 없든지, 오히려 병이 심해져 있을 것이다. 후자는 그만큼 긍정의 호전 반응이 나타날 것이다. 어쩔 수 없는 현상이다. 우리의 육체나 병은 마음에 따라서 반드시 변화가 오기 때문이다. 마음속에서 육체의 모든 부분은 헤엄을 치고 있다. 긍정의 마음속에서는 건강한 육체가 헤엄치고, 부정의 마음속에서는 병적 요인이 헤엄을 치고 있을 것이다. 모든 것의 핵심은 오로지 마음뿐이다. 여기서도 단순한 의지의 힘(병을 이겨내야겠다는 의지를 말함)보다 관념의 힘이 훨씬 강함을 알 수 있다. 이 병은 중병이라고 생각하는 잠재의식 속의 부정적인 관념의 힘이 유지되는 한은 치유되기가 어려울 것이다.

이 관념의 힘은 창조하는 능력이 있어 잠재의식 깊숙이 뿌리를 내리기에 병은 더욱 심화될 것이다. 관념에 해당하는 부정적이고 소극적인 생각은 반드시 제거해야만 한다. 뿌리 자체를 근원적으로 뽑아내야만 한다. 병은 어차피 없는 것이기에 가벼운 병이나 중병이라 할지라도 성격은 한 가지다. 중병이라 해서 더 문제가 될 것은 없다. 단지 중병이라고 겁내는 마음만이 문제가 될 뿐이다. 병은 힘이 없고 무기력한 존재다. 병은 또한 없다고 단정하자. 이들 부정적인 관념에서 벗어나야만 한다. 그래야만 병을 이겨낼 수가 있는 것이다.

따라서 지나간 과거는 아무런 힘을 발휘하지 못한다. 이미 다리 밑으로 흘러간 물이 돼버렸다. 다가올 미래 역시 영향력이 없다. 지금 자신의 태도가 모든 것을 결정한다. 오직 현재 이 순간의 올바른 생각, 상념만이 힘을 발휘하기 때문이다. 그래야 미래에 좋은 결과가 올 수 있다. 생각을 달리할 필요가 있다.

양자역학의 해석에 따른 치유 이론

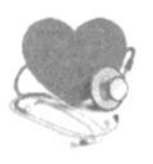

우리가 일반적으로 사용하는 스마트폰, 휴대전화, 노트북, 컴퓨터 등은 그 부품에 사용되는 반도체가 있어야 사용이 가능하다. 이 반도체 칩에 적용되는 물리법칙을 바로 양자역학이라 한다. 양자역학은 1900년대 초반 아인슈타인의 상대성 원리와 같은 시대에 확립된 이론이다. 오늘날 두 이론은 현대 과학의 주류를 이루고 있다. 상대성 원리는 거시적인 물질관이고, 양자역학은 미시적인 물질관이다. 양자론이라는 미시적 세계의 물질관에서 양자(퀀텀)는 에너지의 소량, 즉 최소 단위를 말한다. 일테면 분자를 지나 원자보다도 크기가 작은 세계가 양자론에서 취급된다. 이 미시적 세계의 물질관은 평상시 우리가 알고 있는 물질관과는 완전히 다른, 상식을 벗어난 기이한 형태의 모습이다.

모든 물질은 입자성과 동시에 파동성의 속성을 지닌다. 원자보다도 작은, 더 이상 쪼개려야 쪼갤 수 없는 단계의 최소 단위의 물질의 크기를 소립자 혹은 미립자라 한다. 이 미립자는 변하지 않는 것이 아니라 인간의 의식이 전달되면 입자로 보이며, 의식의 전달이 멈추면 순간 파동으로 보인다고 한다. 이들 미립자는 우리의 마음의 작용에 의하여 변화하게 된다. 일반적인 물질관과는 판이한 면을 보인다.

양자론이란 이 세상 모든 물질의 전체 구조가 물질계 혹은 정신계를 통틀어 근본 본질이 어떤 형태로 구성되어 있는지를 보여주는 학문이다. 과학은 전자가 파동과 동시에 입자라는 사실을 밝혀냈다. 자연계를 구성하는 모든 물질, 즉 생물, 무생물, 의식계의 구조가 파동으로 존재한다는 사실이다. 이 파동으로 존재하는 모든 물질, 즉 미립자들은 파동을 통해서 서로 교감하며 파동으로서 존재 의미를 부여받는다.

이들 미립자는 자연계의 모든 정보와 지혜, 힘, 능력을 소유하고 있으며 서로 간에 소통을 한다. 미시적 단계에서 모든 만물은 서로 간에 파동으로 연결되어 있고, 우리 모두는 근원적으로 하나라 할 수 있는 미립자의 연결체임을 알 수 있다. 이들이 철학, 문학, 종교, 예술 등의 의식 문화에 지대한 영향을 주고 있음은 물론이다.

파동은 에너지라 한다. 우리 인체도 미립자 단계에서는 파동으로 이루어진 에너지의 결합체이므로 우주의 에너지와 공명할 수 있는 구조를 갖추고 있다. 이를테면 우리의 의식은 동시에 우주에 번져 우주의 정보 에너지와 서로 간에 유사한 것끼리 공명을 이루어 인체에 끌어 들일 수 있음을 말한다. 우리의 생각과 마음도 일종의 에너지이고 입자성과 동시에 파동성이 공존한다. 우주는 에너지로 가득 차 있는 대양이라 할 수 있으며, 우리의 의식의 파동과 서로 간에 교류하고 있다.

이 에너지를 변화시킬 수 있는 힘이 바로 인간의 마음이라는 사실이 중요하다. 결국 에너지는 미립자의 결합체이며 이들 미립자는 인간의 마음에 따라서 영향을 받아 변화할 수밖에 없다. 쇠붙이, 돌, 물, 식물, 육체, 의식, 혹은 암 덩어리가 되었든 어떤 병의 찌꺼기가 되었든 간에 이들을 잘게 쪼개면 미립자의 단계에서는 우리의 마음의 영향을 받아 우리가 생각하고 원하는 대로 변화가 이루어진다.

『왓칭』(김상운 저)에서도 말했듯이, 이들 미립자는 각자 고유의 지능을 갖고 있고, 인간의 마음을 정확히 읽어내는 믿지 못할 정도의 예리한 능력을 지니고 있다. 게다가 중요한 사실은 사람의 마음을 정확히 인식하여 우리가 원하는 대로 조절이 가능하다는 점이다. 이미 학자들에 의하여 다 밝혀진 사실이다. 유리겔라라는 초능력자가 있다. 그는 숟가락을 염력으로 구부리는 모습을 보여 주었다. 숟가락이라는 쇠붙이도 우리의 마음의 힘으로 구부릴 수 있다는 것을 보여준 것이다.

또 마시는 물도 우리의 마음의 영향을 받는다는 사실을 우리는 익히 알고 있다. 물을 보고 사랑합니다. 감사합니다라고 하면 이는 곧 육각수로 변하여 우리에게 도움이 되는 좋은 물로 변한다. 반면 너를 증오한다, 혹은 원수 같은 물이라고 하면 그 물의 입자는 형편없이 일그러진 형태로 변화한다. 마실 수 없는 안 좋은 물로 변한다는 것이다. 이것은 일본의 에모또 마사하루라는 물리학자에 의하여 이미 밝혀진 이론이다.

꽃병에다 양파를 기를 때 사랑이라는 문구를 적어 놓으면 잘 자란다. 반면 증오의 문구를 적어 놓으면 불량하게 자란다는 사실을 우리는 익히 알고 있다. 또한 시골의 농작물은 주인의 발자국 소리를 듣고 자란다는 말이 있다, 그만큼 정성을 다하면 잘 자란다는 뜻일 것이다. 이같이 모든 물질은 우리의 마음의 영향에 따라서 그 미립자가 스스로 인식하고 알아채어 변화를 한다.

잠시 양자역학적 물질 분화 과정의 예를 보자. 물질–분자–원자–전자+핵(중성자+양성자), 이 단계를 미립자라고 한다. 의식–에너지–무, 이같이 물질은 분화하며, 그 자체에는 반드시 의식(정보)을 소유하고 있다. 만물은 그 자체의 의식을 반드시 지니고 있기에 결국 인간의 마음의 영향에 따라 알아듣고서 변화를 할 수밖에 없음을 보여준다. 이를 전문 용어로 관찰자 효과라 한다. 크게 집중하여 생각하면 큰 영향을 미치며, 작고 흐릿한 생각은 미미한 영향밖에 미치지 못할 것이다. 결국 마음은 자신과 우주 에너지를 변화시켜 현실화할 수 있으며, 물질을 창조할 수 있다는 중대한 사실을 보여준다. 따라서 만물의 주인은 인간의 마음이다. 양자역학의 가장 큰 발견은 여기에 있다고 볼 수 있다.

모든 물질을 창조하는 힘이 바로 마음이라 한다면 우리는 생각을 바꿔야만 할 것이다. 현대병의 95% 이상이 마음으로 인한 스트레스에서 기인한다는 사실을 우리 모두 잘 알고 있다. 우리의 소극적이고 부정적인 마음들, 일테면 분노, 시기, 질투, 원망, 미워함, 슬픔, 의심, 두려움, 공포, 트라우마, 자기학대, 잘못된 믿음 등이 원인이 되어 병이 된다. 이들 잘못된 부정적인 마음이 집적되어 어느 약한 부분에 쌓이고 쌓여 영향을 주면 생리작용이 둔해지면서 면역력이 떨어져 결국 병이 된다. 그것이 암이고, 혈압이고, 당뇨다.

우리는 이렇게 자신도 모르는 사이에 병을 만들고 있다. 아니 병을 창조하고 있는 셈이다. 원인은 바로 마음이라는 사실이다. 참으로 난감한 일이 아닐 수 없다. 우리의 의식은 긍정적인 생각보다 부정적인 생각이 훨씬 더 크게 자리를 잡고 있기 때문이다. 이들 부정적인 생각이야말로 최대의 적임은 부정할 수 없는 사실이다.

결국 우리 내면에 깊숙이 자리 잡고 있는 무의식 속의 부정적인 나쁜 기억들을 없애려는 노력이 필요하며, 용서와 화해를 바탕으로 사랑과 감사의 긍정적인 마음을 갖는 것이 무엇보다도 중요한 사실임은 당연한 귀결이다. 용서를 하는 순간부터 병의 치유는 시작된다. 우주의 근본적인 이념은 사랑이라고 한다. 사랑의 주파수는 신의 주파수와 동일하다고 한다. 사랑하는 마음은 바로 신의 파장과 공명을 이루어 우리의 운명을 좋은 쪽으로 유도하게 되어, 질병 또한 치유될 수 있을 것이다.

의식의 힘은 우리의 DNA의 표현 방식까지도 바꿀 수 있다고 한다. 즉, 유전자 성질까지도 변화시킬 수 있는 위력을 가지고 있다. 최근에 의학자들에게 점차 크게 인식되고 있는 후성 유전학이 있다. 『양자의학』(강길전·홍달수 지음)을 보면, 기존의 학문은 유전자의 결정론에 입각하여 유전자의 구조가 정상일 때는 건강하다고 말하고, 유전자가 변형되거나 비정상일 때는 질병이 나타난다고 보아 왔다고 한다. 하지만 유전자 구조에 이상이 생겨서 병이 생기는 경우는 고작 20%밖에 안 된다고 한다. 나머지 80%는 유전자의 구조가 완벽하더라도 유전자가 발현되느냐 발현되지 않느냐의 차이 때문에 병이 생기는 것으로 이제 인식하고 있다.

그의 반증으로 유전자 결정론에 입각해 유전자의 염기 서열을 해석하기 위하여 인간 게놈 프로젝트를 시도하였다. 그 결과 프로젝트는 완성되었지만 학자들은 크게 실망하게 되었다. 초파리나 생쥐의 유전자 수보다 그리 많지 않아서 인간의 생명 현상의 복잡성을 설명하기에는 너무 부족한 숫자였기 때문이다. 이것은 유전자의 구조보다 그 위에 다른 무엇이 있다는 것을 시사한다. 이것을 연구하는 학문이 바로 후성 유전학이라 말할 수 있다.

이는 후천적인 생활 패턴에 의하여 유전자의 성향이 바뀐다는 것을 의미한다. 후성 유전자(히스톤의 변형 및 DNA 메틸화 등)는 생활 패턴(식습관, 운동, 생활환경, 마음가짐 등) 중에서도 마음의 영향을 가장 많이 받을 수밖에 없다. 왜냐하면 질병 원인의 95%가 마음에 의한 스트레스이기 때문이다. 스트레스를 많이 받으면 유전자의 성향이 불리한 쪽으로 바뀌어 병이 된다는 뜻이다.

반면 사랑과 감사에 의한 긍정의 마음, 믿음에 의한 신념의 힘에 의하여 유전자는 건강한 쪽으로 변화할 수밖에 없다. 이러면 병이 치유되는 것은 당연한 이치이다. 바로 생활양식에 의하여 유전자의 성향이 바뀐다는 것을 증명하고 있다. 이 방면에서는 현재 의학자들에 의하여 연구가 활발하게 진행되고 있으며 새로운 사실들이 밝혀지리라 본다.

한 예를 보자. 스탠포드 대학의 정신과 교수 스피겔은 더 이상 치료법이 없는 말기 유방암 환자 86명을 두 그룹으로 나누었다. 한 그룹 43명에게는 매주 1시간씩 자기 최면요법 강의와 정신요법을 병행했고, 나머지 43명은 아무런 조치를 하지 않고 그냥 경과를 지켜보았다. 10년 후 두 그룹을 비교한 결과 정신요법을 받은 그룹은 그렇지 않은 그룹에 비해 평균 2

배나 오래 살았고, 더욱 놀라운 사실은 정신요법을 받은 그룹 중에서 3명이 완쾌되어 살아있다는 것이었다. 이것은 마음이 암 조직과 직접적으로 연결되어 있음을 보여준다.

그리고 암이 발생하는 과정을 연구하는 과정에서 많은 암 환자에게서 암이 발생하기 6~8개월 전에 이미 커다란 심리적 충격이 있었던 사실을 발견했다. 부정적인 마음이 원인이 되어 그의 영향력으로 암이 발생하게 된 것이다. 바로 스트레스의 심각한 영향력을 여실히 보여주는 한 단면이다. 이것은 스트레스인 마음이 결국 육체를 지배하여 이런 현상이 일어난다는 사실을 증명한다. 마음이 암 조직과 연결되어 있다는 말이다.

그래서 마음 중에서도 믿음을 바꾸면 몸의 세포까지도 변화한다고 말한다. 물질의 형태나 나타나 보이는 성질은 마음의 작용이기 때문이다. 즉, 의식이 작용하는 쪽으로 세포는 움직인다는 말이다. 치유된다는 믿음, 어떠한 일이 있어도 반드시 치유시켜야 한다는 강한 신념만 있다면 건강한 쪽으로 탈바꿈할 수 있는 엄청난 큰 힘이 발휘될 것이다. 왜냐하면 신념(집합 무의식과의 연결을 도모함)은 우주의 힘을 끌어들이는 작용을 하기 때문이다. 마음의 힘만 진정으로 믿을 수 있다면 그 위대성은 바로 현실로 나타날 수 있다.

마음은 창조할 수 있는 위대한 힘을 지니고 있다. 이 세상의 모든 물질은 쇠붙이, 돌, 물, 동식물, 인간의 의식, 암 덩어리, 병의 찌꺼기 등을 가리지 않고 쪼개고 쪼개면 미립자로 변하며 마음에 의해서 좌지우지되기 때문이다. 이처럼 긍정적인 생각이 무엇보다도 중요한 것임은 틀림없다. 육체는 마음에 의해서 조직되었기에 절대적으로 마음의 지배를 받을 수밖에 없다. 이 점은 마음은 우리 몸의 창조자이고 주인이기에 마음만으로 질병쯤은 얼마든지 치유가 가능하다는 가능성을 시사한다.

여태까지 우리는 이런 사실에 대해서 알지 못한 채 살아왔다. 결국 세상의 모든 물질은 사람의 마음의 영향을 받는다. 즉, 일체의 만물은 인간의 마음의 지배를 받는다. 사람의 마음에 따라서 모든 물질은 변화하게 되며 마음의 영향력에 따라 좌지우지된다. 이는 자연의 법칙이자 그런 속성을 지닌 것이 일체의 만물이라는 의미이다. 성경의 말씀이나, 반야심경의 공즉시색 색즉시공의 뜻이 양자역학에 의해서 정확하게 분석되고 증명되었다고 볼 수가 있다.

다시 병적인 부분에 적용해보자. 암이 있고, 심장병이 있고, 당뇨가 있다고 하자. 이들 병은 잘게 쪼개면 결국 미립자로 남는다. 모든 병은 미립자의 결합체이기에 이들 미립자는 환자의 마음을 읽을 수밖에 없다. 그것도 정확하게 말이다. 환자가 병을 무서워하고 있으면 곧바로 병의 미립자는 지금 우리 주인이 병을 무서워하고 있구나 하고 재빠르게 알아차린다. 미립자의 주인은 바로 환자의 마음이기 때문이다. 두려움이나 공포는 우리를 오그라들게 하고 생리적 기능을 위축시키어 병을 점점 악화시킨다고 하지 않았는가. 이것은 어쩔 수 없는 사실이다.

그러기에 환자는 부정적 소극적 생각을 해서는 안 된다. 하지만 우리가 병에 걸리면 그 누구라도 걱정과 염려를 안 할 사람은 없을 것이다. 어떻게 하면 여기서 굴복당하지 않고 극복해서 이겨 낼 수 있는가 하는 것이 결정적인 핵심이다. 결국 미립자와의 싸움이다. 미립자에 우리가 어떻게 대처해야 하느냐는 것이 관건이다. 미립자의 속성을 완벽히 굴복시켜 이겨내든지, 미립자에게 항복을 당하든지 둘 중 하나다. 조금이라도 마음이 나약해지면 미립자는 병이 악화되는 쪽으로 금방 극성을 부린다. 이를 아예 잠재우려면 방법은 단 하나, 미립자의 의지를 꺾을 수밖에 없다. 아니 기를 완전히 제압하여 힘을 못 쓰게 해야만 한다. 호랑이 앞의 토끼처럼, 고양이 앞의 쥐처럼 옴짝달싹하지 못하게 기선을 제압해야만 한다.

그러려면 방법은 역시 낫는다는 신념, 반드시 치유시켜야 한다는 불굴의 의지와 투지만이 필요할 뿐이다. 이런 마음만이 소극적이고 부정적인 마음을 이겨낼 수 있는 유일한 방법이다. 그래야만 미립자들은 우리 주인은 치유시켜야 한다는 강한 의지를 갖고 있구나 하고 재빠르게 눈치를 챈다. 치유의 마음이 굳건해질수록 질병의 미립자들은 결국 항복하고 만다. 이런 마음이 강하면 강할수록 미립자는 치유되는 쪽으로 태도를 바꾸어 점점 더 상태는 좋아지게 될 수밖에 없다.

우리는 생명의 이치를 알아야 하고, 인간 본연의 근본 본질이 무엇인가를 알아야 한다. 생명은 영원하고 불멸한다고 말하였다. 우리를 살려주고 살리는 힘은 태초에서 지금까지 끊이지 않고 면면이 이어져 왔기에, 앞으로도 영원히 존속할 것이 틀림없다. 그 생명의 힘이 우리 안에 존재한다는 중요한 사실을 인지해야 한다. 그 생명의 힘은 위대하다. 천체를 만들고, 태양을 만들고, 지구를 만들면서 이들을 운행시키며, 모든 생명체에 생명을 불어넣어 생명 활동을 할 수 있게 하는 힘이 우리 안의 생명과 동질이며 일체다. 생명은 무한한 사랑, 무한한 지혜, 무한한 힘, 무한한 능력을 소유하고 있다. 이런 위대한 힘이 내 안의 생명에 존재한다는 사실이 중요하다.

병이나 통증은 변화하면서 사라진다. 사라지는 존재이니 없다고 하였다. 바로 무無이기 때문이다. 앞에서도 표현하였듯이 물질은 본래 무에서 생성되고, 다시 무로 돌아가는 것이라 했다. 우리는 여태까지 물질에만 큰 가치를 두었다. 알고 보면 별것도 아닌 물질이 진정한 가치가 있는 줄로만 여겨 착각 아닌 착각을 하여 물질만을 추종하였다. 병 또한 육안으로 확인되니 이 또한 실질적 존재라고 믿어왔다. 마음과는 별개라서 마음으로는 손을 쓸 수 없는 것이 우리의 육체이고 병이라고 다들 그렇게 믿어왔다. 때문에 물질적, 물리적 치료만이 유일한 방법이라고 생각하였던 것이 아닌가 싶다.

이런 물질적인 방법은 한계가 있을 수밖에 없다. 왜냐하면 우리는 생명력에 의하여 생명 활동을 하고 있기 때문이다. 생명은 보이지 않고, 만질 수도 없기에 영이라 하였다. 우리는 바로 영성체인 영적 존재다. 이 영적 존재를 물질로서 대면한다는 점은 대단히 어설픈 방법이라 생각된다. 일테면 물과 기름의 관계처럼 혼합이 안 되고 서로 겉돌고 있는 현상과 같지 않을까. 일테면 부정적인 마음에 의하여 병이 나타난 상황에서, 그 원인은 마음인데 여기다 물질을 투여한다 해서 원인인 마음에 얼마만큼의 영향을 줄 수 있을까. 필자의 상식으로는 도저히 납득이 안 된다. 원인인 마음에 영향을 줄 수 있는 물질은 아마도 없지 않을까?

현재의 치유 방법은 대부분 나타난 증상만을 치료한다. 원인을 생각하여 치유하는 경우는 그리 흔치 않을 것이다. 경험을 해보니 대부분의 질병은 원인과 끈질기게 결속되어 연결되어 있음을 알 수 있다. 원인 따로 결과 따로가 아닌 원인에 구속 결박되어 있다는 말이다. 끈질기게 따라붙는 원인을 처치하지 못하면 병은 쉽게 치유가 안 된다. 현재의 방법들은 원인을 아주 쉽게 여겨 배제하니(원인을 분석하기가 결코 쉬운 일은 아니겠지만) 결과가 뻔히 보일 뿐이다. 필자는 전작에서 어린 시절(고등학교 시절부터) 노이로제로 인하여 고통을 겪었던 사실을 말했다. 거기서 노이로제를 치유하기 위하여 처음에는 약물요법을 시도하였지만 전혀 효과가 없었다고 했다. 그리고 여러 종교를 접해봐도, 심리요법을 적용해도 효과는 별로 없었다고 말했다. 이 증세는 마음에서 비롯됐기에 마음으로 처치해야 한다고 나름으로 깨달았으며, 결국 마음공부를 하면서 치유되었다.

이 사례에서 보듯이, 그 당시 사회 초년생으로(1982~1984년도의 일) 어린 나이이지만 필자 나름의 치유 경험을 해보니, 마음에서 온 병은 결국 마음으로 해결해야 한다고 판단하게 되었다. 약물로는 전혀 가능성이 없음을 인식하였다. 물질인 약이 마음이 원인인 병을 치유할 수 있을까 하는 의구심이 분명 있었을 것이다. 물질이 어떻게 마음을 바꿀 수 있을까 하는 생각에서 말이다. 마음을 치유하려면 오직 마음밖에는 없지 않을까? 그래서 마음만이 방법이 될 수 있다고 생각하였던 것으로 기억된다.

우리는 마음이 물질인 육체를 만들었다고 앞에서 진작 공부를 하였다. 마음이 주인이요 육체는 마음의 반영에 의하여 만들어진 도구이자 그릇이라고 말이다. 이 내용은 마음이 물질을 지배한다는 사실, 아니 절대적으로 지배한다는 사실을 말해준다. 마음 안에 육체인 물질이 있다는 의미다. 마음속에서 육체는 마음의 에너지에 의하여 모든 부분이 영향을 받는다. 물질은 오직 마음의 지시를 받을 수밖에 없다. 그의 영향권에서 벗어날 수 없을뿐더러, 그저 순순히 복종하여 따라주어야만 한다. 양자 간에는 주종관계가 분명히 성립한다.

따라서 물질은 마음을 절대 지배할 수 없다. 이것은 자연스럽게 마음이 원인인 병을 물질인 약으로 치유한다는 사실은 온당치 않음을 알게 해준다. 약이 모든 것을 해결해준다고 우리는 맹신하고 있다. 약만이 치유의 절대적 가치가 있다고 말이다. 마치 약을 신주단지 모시듯이 하고 있다. 조금만 주의 깊게 생각한다면 금방 그의 허실이 드러남을 알 수 있을 것이다. 바로 주객이 전도되듯이.

이같이 현대 질병의 95% 이상은 마음, 즉 스트레스가 원인이다. 스트레스인 마음이 원인이라면 결국 치유 방법을 다른 각도에서 찾으려 함은 충분한 가치가 있지 않을까? 의학의 방향과 틀 자체를 바꿔야 하지 않을까 하는 생각이 들 수밖에 없다. 이 점을 심각히 고려해야만 하리라 본다.

질병 치유에서 불안, 두려움,
공포는 최대의 적이다

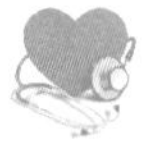

우리가 질병에 걸렸을 때 가벼운 증세라면 사실상 문제가 안 된다. 하지만 중증이라면 상황은 완전히 달라지게 된다. 중병에 걸렸을 때 불안, 두려움, 공포심은 치유에서 최대의 적이다. 공포심을 갖는다는 사실은 너무도 당연할 것이다. 필자도 어려서부터 몸이 허약하여 고생을 많이 하였던 것으로 생각된다. 특히 위장이 약하여 고생을 많이 하였다. 그 당시에 위장이 불편하면 당연히 어린 마음이지만 걱정되었고 두려움이 항시 따라다녔음을 기억한다. 그렇지만 두려움과 걱정이 질병에 어떤 영향을 주리라고는 전혀 의식하지 못하였다. 누구든 아프면 불안, 두려움, 공포심은 의당 당연히 따라붙는 자연적인 현상으로만 생각할 것이다. 그러다 마음공부를 하다 보니 이러한 불안, 두려움, 공포심 등이 질병에 가장 큰 위험요인으로 작용한다는 사실을 알게 되었다.

우리의 신경계인 자율신경은 교감신경과 부교감신경이 호흡을 맞춰 균형을 유지하여 우리 몸의 내부, 즉 오장육부의 각 기관을 조정한다. 낮에는 교감신경이 주로 활동하고, 밤에는 부교감신경이 활동을 한다. 이들 자율신경의 균형이 흐트러지면 다양한 질병이 온다.

현대병의 95%는 스트레스가 원인이라 했다. 이 스트레스가 신경전달물질인 뇌 내 호르몬 분비를 나쁘게 하고, 그 결과 자율신경의 실조를 초래한다. 스트레스를 받아 교감신경이 작용하면 혈액 속의 콜레스테롤치와 혈압이 올라가고, 신진대사의 과도한 반응에 의해 혈당치가 상승하게 된다. 또 체내에 있는 다른 여러 가지 호르몬 작용까지 방해를 하게 된다. 이렇게 스트레스를 줄곧 과도하게 받게 되면 우리 몸은 그야말로 만신창이가 될 수밖에 없을 것이다.

하나의 예를 들어보자. 감기에 걸리면 약을 먹든 안 먹든 지금은 보통 열흘은 간다. 감기는 두려움의 대상이 아니다. 감기는 생활하는 데 다소 불편을 주기에 거북할 뿐이지 이를 중병처럼 무서워하지는 않는다. 가볍게 생각한다. 시간이 지나면 자연스럽게 치유되는 것이 아닌가 생각한다. 하지만 암이라고 선고받으면 양상은 완전히 달라진다. 멀쩡했던 사람이 건강검진을 받다가 당신 암이오라고 의사가 선고하면 심리 상태가 어떻게 돌변할까. 완전히 사나운 사자에게 막다른 골목에까지 쫓기는 절체절명의 최악의 상황이 될 것이다. 개도 무서워하는 사람을 물 듯이, 사자도 결국 물 수밖에 없지 않을까? 이때의 심리 상태는 불안, 두려움, 공포, 원망, 자괴감, 슬픔, 회한, 분노 등등 온갖 부정적인 요인이 다 따라붙게 된다. 이렇게 되면 순식간에 돌이킬 수 없을 정도로 쇠약해지는 것은 너무도 당연하다. 멀쩡했던 사람이 몇 달 만에 죽어서 나오기도 한다. 누구든 인정하는 사실이다.

어느 연구 결과를 보면 암이라고 선고를 받으면 그 순간부터 암의 확산 속도는 7~8배가 된다고 한다. 갑자기 중병 환자가 되는 것이다. 결국 불안, 두려움, 공포의 심리 작용의 무서움을 볼 수 있다. 오히려 폭탄보다도 더 큰 피해를 주는 것이 이 심리 작용이다. 암 자체가 치료가 어려워서만은 아니라는 사실을 증명해주는 단면이다. 1960~1980년대만 해도 암 환자는 거의 사망에 이르렀음을 우리는 기억한다. 암이라고 진단을 받으면 살아남은 사람이 거의 없었던 것으로 생각된다. 지금은 많은 사람들이 암에서 치유되고 완치 판정을 받고는 한다. 예전처럼 그렇게 두려움과 공포심에 벌벌 떨지만은 않는다. 여기에는 물론 의학의 발전이 큰 기여를 했다는 사실은 누구도 부인할 수 없을 것이다.

하지만 암이라고 하면 예전보다는 덜하겠지만 아직도 제일 큰 두려움의 대상인 것만큼은 또한 분명한 사실이다. 왜냐하면 치유의 효과가 완전하지 못하고 실패의 확률도 크기 때문이다. 100% 치유가 된다면 두려움의 대상이 안 된다. 감기처럼 가볍게 보일 것이다. 감기처럼 치료를 해도 되고 치료를 안 해도 시간이 지나면 없어진다면 암이란 존재는 더 이상 두려움의 대상이 아니다. 분명 세월이 흘러 의학이 더욱 진보한다면 이런 날이 분명히 오리라고 본다. 그때에는 암이라고 진단을 받더라도 지금처럼 바로 중병 환자는 안 될 것이다. 또한 사망하는 사람도 별로 없을 것이다. 왜냐하면 치료하면 100% 치유가 된다는 믿음이 있기에 불안, 두려움, 공포의 대상에서 완전히 벗어날 것이기 때문이다. 당연히 감기 대하듯 크게 동요하지 않을 것이다. 이처럼 불안, 두려움, 공포심은 병에 결정적인 타격을 주는 최악의 부정적 심리 작용일 뿐이다.

옛날에는 흔히 얘기하듯 역병이라는 것이 있었다. 어떤 지역에 한번 창궐하여 휩쓸고 지나가면 순식간에 확산되어 그 지역이 초토화되듯이 역병은 절대적인 두려움의 대상이었다. 우리는 페스트, 홍역, 천연두 등의 유행병이 있었음을 알고 있다. 그 당시는 세균에 대한 지식도 없었고 의학 수준도 미미하였기에 별다른 대처 방법이 없었을 것이다. 속수무책 당하는 것이 당연할 뿐이라고 여겼다. 역병은 오로지 극도의 불안, 두려움, 공포의 대상으로 존재했을 것이다.

오늘날에는 이들 질병이나 세균은 다들 충분히 처치할 수 있는 상황이라서 그리 두려운 존재가 아니다. 여기서도 세심히 눈여겨보아야 할 부분이 있다. 과거에는 처치 방법이 없었기에 쩔쩔매다가 당하기만 하였다. 대부분의 대상자들은 사망에 이르렀을 것이고, 그때 환자들의 심리 상태는 불안과 두려움, 공포심으로 최악이었음이 틀림없을 것이다. 오직 죽음만을 상상하는 처지가 되었을 것이니까.

반면 오늘날에는 충분히 처치할 수 있기에 이들 질병을 그리 무서운 존재로 여기는 사람은 없다. 혹시 이들 질병에 걸렸다 하여도 별다른 치유를 하지 않았다고 해서 사망에 이르는 경우는 없을 것이다. 똑같은 질병인데도 말이다. 질병의 성질도 그 당시와 큰 차이가 없을 것이다. 그런데도 그때에는 다들 죽음에 이르렀고, 지금은 같은 질병인데도 치유를 하지 않더라도 커다란 손상이 없다면 여기에는 분명 중요한 내용이 있다고 볼 수밖에 없다. 가장 중요한 요인은 불안, 두려움, 공포심이 있느냐 없느냐의 차이에 있다고 보인다. 암이라는 사실을 몰랐을 적엔 멀쩡했던 사람이 암 선고를 받으면 순식간에 중환자로 돌변하여 쇠락의 길로 빠져들 듯이 말이다. 이들 불안, 두려움, 공포의 심리 상태는 우리 몸을 철저히 최악의 상태에서 지배한다는 사실을 보여준다. 이런 사실들을 우리 모두는 확실히 짚고 넘어가야 할 중요한 문제라고 생각한다.

그러면 이런 불안감이나 공포에서 벗어나는 길은 없을까. 방법론을 찾으면 충분하리라 본다. 우리 본연의 실체에 대해서 깊은 관심을 가질 필요가 있다. 인간의 본체는 조절력이 무한한, 자유자재한 생명력이라는 것을 근본적으로 자각하지 않으면 안 된다. 원래 우리의 생명(사는 힘)은 창조주, 절대자에게서 부여받은 것이다. 서두에서 창조주, 절대자 등을 표현상 함축의 의미로 신이라 칭하기로 하였다. 바로 우리는 창조주, 절대자인 신의 피조물인 신의 자식이다. 그들에게서 생명을 부여받았으니 당연히 신의 아들딸이다. 이를 거부할 수 있는 사람은 아마 없을 것이다.

창조주는 전지전능하고 위대하고 완전 원만하며 완전무결한 존재다. 당연히 창조주의 자식인 우리 모두도 완전 원만, 완전무결해야 함은 당연하다. 그러기에 자연히 우리에게는 병이 있어서는 안 된다는 논리가 성립한다. 신이 완전무결하니 신의 자식인 우리도 병이 없는 완전무결한 존재여야만 한다. 우리가 이런 사실을 아예 모르고 있을뿐더러 인정조차 하지 않으니까 병이 온다고 할 수 있다. 만약 우리가 이런 내용들을 인정하면서 믿음을 갖고 있다면 쉽게 병에 걸리지도 않을 것이다.

또한 병에 걸려도 불안, 두려움, 공포가 없기에 수월하게 치유가 될 것이다. 이 사실은 우리가 자각해야 할 무엇보다도 중요한 내용이라고 필자는 분명히 지적하고 싶다. 우리는 이런 내용들을 배운 적도, 공부한 적도 없다. 그러니 병이 걸리는 것은 오히려 당연한 것이라고 우리 모두는 단순하게 생각하고 있을 뿐이다. 아무래도 우리라는 존재가 그저 그런 별 볼일 없는 존재라고 생각하는 것보다는 그래도 완전 원만, 완전무결한 위대한 존재라고 인식하는 것이 훨씬 도움이 되지 않을까.

우리는 누가 뭐래도 절대자 창조주의 자식이다. 이 사실을 완전히 인정하고 믿음을 가져야 하는 것은 우리의 소명이라 생각한다. 왜냐하면 우리 모두의 내면에는 신의 성품인 위대한 생명이 흐르고 있기 때문이다. 생명은 바로 창조주의 힘이자 능력이다. 우주를 만들고 그 우주를 운행하는 힘이 창조주의 힘이다. 그 힘이 바로 내 안의 생명과 동질이자 일체다. 그런 위대한 힘과 능력이 우리 모두의 내면에는 똑같이 존재한다. 그리고 우리의 생명은 항상 신의 생명과 연결되어 있음을 알아야만 한다. 신의 생명력이란 무한 사랑, 무한 지혜, 무한 능력과 무한한 힘이므로, 항상 우리를 사랑하고 보살피며 수호해주고 있다. 이런 사실을 믿을 수 있으면 그 신념에 따라서 육체의 생리 작용도 좋은 방향으로 저절로 조절되는 것이다. 다른 것에 의지할 필요 없이 내 안의 위대한 생명만을 의지하고 믿고 따르면 된다는 이치다.

결국 인간의 실제 참된 모습은 내 안의 생명이다. 우리 육체의 모든 부분은 생명이 만든 생명 표현의 결과물이다. 머리, 팔다리, 오장육부 등등 모두는 생명이 만든 생명의 표현이다. 또한 그 부분들에는 항시 지금도 생명력이 도도히 흐르며 존재한다. 그리고 생명은 조절력이 자유자재한 힘과 능력을 지니고 있고, 몸은 자기를 복구할 수 있는 놀라운 힘이 있다. 바로 스스로 치유하는 항상성이다. 우리가 병이 있을 때 봐야 할 것은 나타난 병의 모습인 현상이 아니라, 그 본연인 내면의 완전한 모습을 본다고 하는 태도이다. "완전한 모습을 관하자." 바로 위대한 내 안의 생명을 예배해야 한다는 사실이 중요하다. 실제의 참된 모습인 실상을 보아야만 한다.

심장은 멈추지 않고, 폐 또한 한평생 우리를 위하여 잠시도 멈추지 않고 작동한다. 다른 장부들도 그렇고, 머리는 생각을 하게 한다. 내 스스로의 의지와 힘으로 작동되는 것은 아무것도 없다. 이러한 것을 볼 때 여기에는 분명 불가사의한 어떤 힘이 작용하고 있음이 분명하다. 내 힘으로 사는 것이 아닌, 우리를 살리고, 살게 하는 그 위대한 힘은 과연 무엇일까. 바로 생명이라고밖에는 달리 표현할 수 있는 방법이 없을 것이다. 생명에 의해서 우리는 존재하고 살아가고 있을 뿐이다. 내 안의 생명을 면밀히 주의 깊게 관찰해보자. 그러면 지금까지는 느끼지 못하였던 다른 차원의 자각이 분명히 뒤따를 것이다.

생명의 참모습을 보자! 설상 현재 병이 있다고 한들 엄연히 내 안의 생명은 조금도 위축됨이 없이 그대로 당당히 존재할 것이다. 구름이 끼면 햇빛은 볼 수가 없다. 그러나 구름 위의 태양은 언제나 찬란한 빛을 발하고 있다. 그렇듯 생명의 완전한 모습을 관하자! 생명의 완전한 모습은 어떤 병이라도 그 안에서 새로운 조직을 만들어내고 자기를 재건할 수 있는 힘과 능력을 가지고 있다. 생명의 본원은 이런 완전함을 소유하고 있다는 사실을 믿어야만 한다. 인간은 신의 생명이다. 자신 안에 무엇이 있는지를 알아야 한다. 그냥 육체적 인간이라고 생각하면 한정된 인간을 살게 될 뿐이다. 육체가 나라고 하니까 병을 앓아야만 하고, 늙어야 하는 것이다.

자신 안에 깃든 생명이 무한한 힘이라는 것을 알면 무한한 힘이 자꾸 나올 수밖에 없다. 육체는 나의 도구다. 즉, 이 지상을 살기 위한 도구로 육체는 존재할 뿐이고, 이 육체를 움직이고 있는 것은 생명이다. 육체가 나라고 하는 관념은 탈피하자. 나라고 하는 것의 주체는 바로 생명이다. 생명은 영원불멸의 영적인 존재로 무한한 사랑, 무한한 지혜, 무한한 힘, 무한한 능력임을 알아야 한다. 무한한 힘은 그의 자각에 따라서 당연히 일어나는 것이다. 이 힘을 생각하면 할수록 내부에서부터 외부로 자연스럽게 그 힘이 표출된다.

두려움과 공포심이 일어났을 때에는 어떠한 경우에도 당신은 혼자가 아니라는 사실을 알아야 한다. 항상 생명 아니 신과 함께 있다는 사실을 자각해야만 한다. 생명이 나에게 깃들어 있다는 것, 그것은 이미 신이 깃들어 나를 주관하고 있다는 의미이다. 육체가 어떠하든 신의 자식인 당신은 두려워할 필요가 없다. 전지전능한 신의 생명이 당신 안에 깃들어 있다는 사실을 떠올리면 된다. 지구를 만들고, 태양을 만들고, 우주를 만들고, 그들을 또한 운행시키는 위대한 힘이 바로 우리 안의 생명이다. 이런 신의 힘이 당신과 함께 있다는 것을, 아니 신이 당신을 수호하고 있다는 사실을 떠올려 보자. 신은 완전무결, 완전 원만한 존재이니 신의 자식인 우리 또한 똑같이 완전무결 해야만 하는 것을 아는 것이 우리의 권리이자 의무다.

원래는 우리에게 병이 없는 것이 당연하다. 완전무결, 완전 원만하기 때문이다. 지금부터는 이런 마음 자세가 아주 중요하다는 사실을 인식하고 항상 되뇌어보자. 신의 자식은 완전무결, 완전 원만하기에 병이 없는 것이 맞는다고 내면의 심층부에 깊이깊이 주입해보자. 두려움과 공포심이 생기면 이들 내용을 상기하면 된다. 그리고 신의 아들 완전무결, 신의 아들 완전 원만하다고 계속 반복해서 암시해주면 공포심이 물러간다. 즉, 실상을 생각하는 것이 가장 이상적이고 효과적인 방법이다. 신을 생각하고, 실상의 완전함만을 생각하는 곳에서 공포는 더 이상 존재할 수가 없다. 공포는 한마디로 현상에 붙들리는 것에 의해서 따라온다. 일테면 병의 모습을 우리가 확인하고 인정하니까 오는 것이다.

신을 항시 생각하자. 그런 사람에게는 공포가 다가오지 못한다. 전쟁터에서 옆에 폭탄이 터지고 언제 어떻게 될지 모르는 절체절명의 상황에서는 신을 믿는 사람이든 믿지 않는 사람이든 무의식적으로 신이시여 나를 구원하여 주옵소서 하고 절규할 것이다. 신은 항시 무소부재로서 우리 옆에 계신다. 따라서 공포심만 제어할 수 있다면 병은 문제가 안 된다. 아니 병을 무시할 정도의 자신감이 충만하다면 병은 순식간에 사라진다. 병이 있음은 생명이 흘러들어오는 파이프가 막혔다고 보면 된다. 오염되고 더렵혀진 파이프를 깨끗이 청소해주면 되는 것이다. 모든 것은 우리 내면의 태도 여하에 달려있다.

부정적인 의식에는 원망, 불평, 미움, 시기, 질투, 분노, 불안, 공포, 두려움, 슬픔, 외로움, 트라우마, 자기학대, 잘못된 믿음 등이 있을 것이다. 이들이 바로 생명의 파이프를 오염하고 막히게 하는 원인이다. 그래서 가급적 긍정적으로 살아야 한다는 말이 오늘날 우리에게 화두로 남아있다는 사실을 인정하게 된다. 용서와 사랑, 자비, 감사를 행하면 이들 또한 정화되어 사라진다. 생명의 파이프가 비로소 정상 작동을 하게 될 것이다.

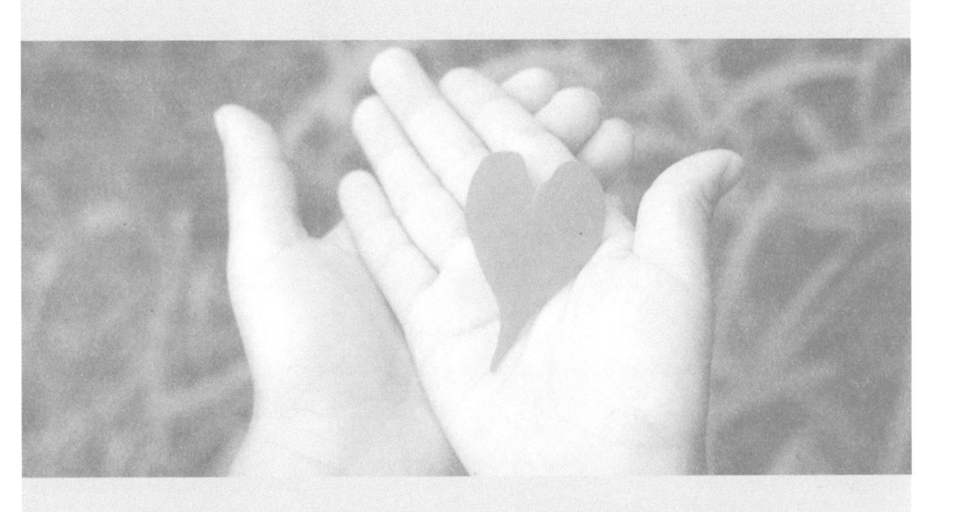

제3장

내면의 힘을 키우라

우리 안에는 생명력이 있기에 달리 표현하면 우리는 신의 자식이다. 창조주인 신이 우리에게 생명력을 부여하면서 만들었으므로 바로 신의 아들딸이다. 이는 위대하고 전지전능하며, 완전 원만하고 완전무결하며, 완전한 이상의 존재가 바로 우리임을 말한다. 우주를 만든 힘, 태양과 지구를 만든 힘 그리고 이들을 운행시키는 힘은 내 안의 생명과 동질의 힘이다. 이와 같이 상상을 초월한 위대한 힘과 능력이 내 안에 있음을 알 수 있다. 우리라는 존재는 그런 위대한 존재다. 따라서 먼지만도 못한 하찮은 병이나 불행, 고통 정도에 허덕여서는 안 된다.

육체를 살리는 힘은 인간 내부의 생명력에 있다.
생명력이 없으면 아무리 좋은 약이나 좋은 식품을 먹어도
전혀 효과가 없다.

우리의 내면은 무한한 힘과 능력을 소유하고 있다

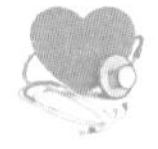

우리라는 존재는 위대하고 무한한 능력과 힘을 지니고 있다. 우리의 존재를 단순히 육체만을 한정해서 말한다면 이런 얘기는 할 수가 없을 것이다. 육체는 단순히 물질이기에 물질 그 자체는 아무런 힘도 능력도 없기 때문이다. 육체는 어느 부분이 됐든 느낌, 감각, 의식, 성질이 없다. 스스로 그 자체로서 어떤 힘이나 능력을 전혀 발휘를 못 한다. 마음 없이 혼자서는 존재할 수도 없고, 아무런 기능조차도 할 수가 없다. 그리고 물질은 영구히 존재하지 못하고 일시적으로만 존재한다. 불교에서는 이들 물질은 없다고 표현한다. 모든 물질은 변화하면서 언젠가는 사라져야만 하기 때문이다. 바로 제행무상이다. 실재實在로 존재할 수가 없는 것이다. 실재는 바로 영원함을 말한다. 영원히 존재하는 물질은 없을 뿐이다.

우리의 육체가 존재한다는 자체는 바로 우리 안에는 생명이 함께하고 있다는 뜻이다. 생명력이 있기에 육체는 부분부분 다 제 역할을 한다. 우리 몸 안의 각 기관은 잠시도 멈춤이 없이 한평생을 움직이며 자기의 소임을 다한다. 음식물을 먹으면 소화가 되어 혈액을 만들고 에너지를 만들어 활동을 할 수 있게 해준다. 필요 없는 부분은 땀, 오줌, 대변으로 배출한다. 1초 만에 적혈구는 15만 개가 만들어진다고 한다. 생각하는 힘 등 생명체로서 활동하고 유지할 수 있는 것은 바로 생명력의 힘에 의한 결과다. 정자와 난자가 만나서 하나의 씨앗이 형성된다. 이때 도처에 분포되어 있는 생명력에 이 씨앗이 투영되어 생명력을 지니게 된다. 어머니의 배 속에서 생명의 분화가 시작된다. 씨앗 속의 어느 부분이 육체의 어느 부분으로 정확히 분화될지는 아무도 알 수가 없다. 오직 치밀한 설계도에 의한 생명력만이 분화를 결정하게 된다.

생명의 힘에 의해서 팔다리가 형성되고, 머리와 오장육부의 각 장기가 분화되어 형성된다. 그런 과정을 거쳐서 우리 몸이 이루어진다고 볼 수 있다. 그 결과 우리 몸의 각 부분은 생명력의 힘에 의해서 분화되고 만들어졌기에 생명력의 표현이라고 할 수 있다. 심장도 그렇고, 위장이나 머리, 팔다리도 다 생명력의 표현이다. 중요한 점은 생명이란 볼 수도 없고, 만질 수도 없고, 느낄 수도 없는 무형의 존재라는 사실이다. 일테면 영적인 존재라는 것이다. 바로 영이다. 물질은 전혀 생명이 될 수가 없다. 따라서 우리 몸의 각 부분은 생명의 표현이기에 심장, 위장, 머리 등의 모든 부분은 반드시 생명력이 존재한다. 그러므로 인체의 모든 부분은 영적 존재, 영체라 표현할 수가 있을 것이다. 심장도 영이요, 위장도 영이고, 머리도 영이다.

우리 몸의 각 부분은 생명의 표현이라고 했다. 또한 각 부분은 영적 존재, 영이라 말하였다. 이 생명이 무엇을 말하고, 어디서 왔는지 또 어떤 작용을 하는지 알아볼 필요가 있다. 일반적인 생명론은 흔히 태어나서 성장하고 나이가 들면 병들고 죽는 것을 말한다. 단순히 이렇게만 생각한다면 큰 의미가 없고, 큰 힘을 발휘하지 못한다. 좀 더 그 내면을 들여다볼 필요가 있다. 우선 생명은 어디서 왔는지부터 알아보자. 정자와 난자가 결합할 때에 도처에 분포되어 있는 생명에 투영된다고 하였다. 이때의 생명력은 우주의 힘이자 자연의 힘, 혹은 절대자 창조주의 힘이다. 이를 통틀어 신의 힘이라 표현하자. 신의 힘이 우리 속에 내재한다는 말이다. 일테면 신의 성품, 신의 성격, 신의 성분을 우리 안에 누구나 똑같이 소유하고 있다는 것이다.

신의 성품이 내재하는 존재가 우리라면 이미 인간은 육체적인 존재를 뛰어넘어 그 뒤에 존재하는 불가사의한 영적 인간을 의식하여야만 한다. 보편적으로 우리의 삶은 육체적인 측면만을 구가하고 있다. 단순히 오관에 의해서 보고, 만지고, 듣고, 맛보고, 냄새 맡는 범주의 영역에서만 생활한다고 볼 수 있다. 흔한 말로 보이는 것만을 인정한다고 표현하면 될 것이다. 보이지 않는 것은 애써 외면한다. 일테면 과학적으로 증명됐느냐고 반론한다. 과학으로 증명이 안 되면 거의 대부분 부정하려는 의식이 있다.

사실 공기도. 전기도, 마음도 보이지는 않지만 실제로 존재한다. 이들은 모두 인정한다. 그렇다면 영혼, 생명, 텔레파시, 임사 체험, 전생 등등은 고사하고 세포 하나, 피 한 방울, 머리카락 한 올이 어떻게 만들어졌는지 과학이 증명할 수 있을까? 아마도 영겁이 흘러도 접근조차 못할 것이 자명할 것이다. 과학은 단지 보이는 것, 일테면 물질적인 측면만을 다루는 데 국한될 뿐이다. 모든 현상을 과학의 잣대로만 판단한다는 것은 한마디로 어불성설이며, 이러한 것을 일러 과학의 교조주의라고 한다. 즉, 과학만이 만능이라고 무조건적으로 믿는 현상이다. 일반적인 우리들의 견해다.

대부분의 현상은 보이지 않는 곳에서 보이는 곳으로 전환되어 만들어진다. 성경에도 하나님의 말씀으로 인하여 이 세상의 모든 만물이 만들어졌다고 말했다. 마음이 변형된 것이 말씀이니까. 즉, 인간의 육체도 마음으로 만들어졌다는 의미이다. 불경의 반야심경에서도 확인되듯이 공즉시색, 공은 마음이요 색은 물질, 즉 인간의 육체를 일컫는다. 마음이 육체를 만들었음을 의미한다. 이렇듯 모든 만물은 보이지 않는 곳, 무형의 힘에 의하여 비롯된다. 이를 어떻게 과학으로 증명할 수 있을까. 우리는 보이지 않는 것이 더욱 중요하다는 사실에 비중을 크게 두어야만 한다. 왜냐하면 그것이 근원이자 뿌리이기 때문이다. 이들 내용에 좀 더 관심을 두려면 양자역학을 공부하면 될 것이다.

각설하고, 우리 안에는 무한한 힘과 능력이 말하였다. 이 의미는 우리 안에는 생명력이 있다는 논리로 귀결된다. 생명력이란 신의 성품, 신의 성격이라 했다. 아버지, 어머니의 능력이 아닌 창조주 절대자의 힘이자 능력이다. 아버지, 어머니는 단지 생명력을 받을 수 있게 해준 연결자이자 하나의 인연이라고 생각하면 되리라 본다. 우리 안에는 생명력이 있기에 달리 표현하면 우리는 신의 자식이다. 창조주인 신이 우리에게 생명력을 부여하면서 만들었으므로 바로 신의 아들딸이다. 이는 위대하고 전지전능하며, 완전 원만하고 완전무결하며, 완전한 이상의 존재가 바로 우리임을 말한다. 우주를 만든 힘, 태양과 지구를 만든 힘 그리고 이들을 운행시키는 힘은 내 안의 생명과 동질의 힘이다. 이와 같이 상상을 초월한 위대한 힘과 능력이 내 안에 있음을 알 수 있다. 우리라는 존재는 그런 위대한 존재다. 따라서 먼지만도 못 한 하찮은 병이나 불행, 고통 정도에 허덕여서는 안 된다.

우리의 내면 의식을 보자. 의식은 현재 의식, 잠재의식(무의식), 집합 무의식(초월의식 혹은 신의 의식 내지 우주 의식)으로 구성되어 있다. 이 우주 의식에는 137억 년의 우주 역사의 탄생의 비밀부터 지금까지의 모든 기억이 내재한다고 한다. 일테면 모든 정보가 의식 속에 있다는 말이다. 바로 이 안에 창조주의 지혜와 힘과 능력이 있다. 위대한 과학자, 예술가, 사상가, 위대한 성현들이 이를 증명해준다. 아인슈타인, 에디슨, 베토벤, 모차르트, 미켈란젤로, 피카소, 톨스토이, 셰익스피어, 특히 위대한 성현 예수와 석가가 이를 증명해준다. 이들은 한결같이 우리와 똑같은 육신을 타고나서 그들만의 노력과 깨달음으로 그들 안에 존재하는 능력과 힘을 발휘함으로써 오늘날의 그들로서 존재한다.

모든 사람의 안에는 그와 같은 힘과 능력을 다 소유하고 있다는 점을 우리는 알고 있어야만 한다. 잠재 능력이자 자연 치유 능력이다. 최근에 흔히 얘기하는 흙 수저, 금 수저라는 말은 크게 잘못된 인식이라고 생각한다. 우리는 이런 위대한 힘과 능력을 이미 갖고 태어났는데 부모가 물질적 힘이 있다고 해서 금 수저고, 힘이 없다고 해서 흙 수저라고 표현하는 것은 한마디로 어불성설이다. 우리는 누구나 그보다 더한 다이아몬드

수저를 갖고 태어났다는 사실을 알아야만 한다.

우주를 설계하고 창조하는 위대한 신의 생명은 바로 당신안의 생명과 일체다. 신은 말씀의 힘으로 만물을 창조하셨고, 우리도 말의 힘, 즉 마음으로 만물을 창조한다. 건물, 비행기, 자동차. 컴퓨터, 생필품, 식품, 의약품 등 온갖 사람이 만든 물질은 모두 다 한결같이 마음에서 비롯된 것이다. 즉, 이들을 만든 원동력이 마음이라는 뜻이다. 육체도 환경도 모두 자신의 마음의 힘에 의하여 좌우된다. 마음이 지배를 한다는 사실이다. 우리 육체를 살리는 힘이 천체를 움직이고, 세상 모든 생물에게 생명을 주는 무한대의 생명력이 우리에게 흘러 들어와서 우리의 힘이 되고 있음을 주목하여야 한다. 우리는 무한한 지혜와 능력과 힘의 소유자이다. 바로 인간은 신의 최고의 자기실현이다. 이는 신이 자기를 최고로 잘 만들려고 시도하여 만든 결과가 인간이라는 것이다. 인간이 신과 일체라는 의미다. 인간이 신의 자식이라는 말과 일맥상통한다. 우리에게는 생명이 있기에 이를 증명해준다.

질병 측면으로 들어가 보자. 우리 모두는 신의 아들이라고 했다. 신은 완전 원만, 완전무결한 존재다. 신이 암에 걸리고, 중풍에 걸리고, 당뇨에 걸려서 쩔쩔매는 나약한 존재라면 그런 쩨쩨한 신은 없다. 신이라는 의미를 부여조차도 안 할 것이다. 신은 완전 원만, 완전무결하므로 병이나 불행이 없다. 신에게는 병이 아예 존재하지 않는다. 우리 인간은 신의 자식이라 했다. 아버지가 병이 없으면 당연히 자식인 인간도 병이 없어야만 한다. 똑같이 완전 원만, 완전무결해야만 한다.

이 완전 원만, 완전무결한 존재를 실상이라고 한다. 우리 본연의 실체의 참모습이라는 것이다. 우리의 실상은 이렇게 병에 걸려서도 불행에 허덕여서도 안 된다. 실상은 본질을 말한다. 실상을 자각하는 것만이 우리의 가장 소중한 과제다. 우리는 이런 사실을 전혀 모르고 있다. 우리 안에는 별다른 힘이 없다고 인정하여 오직 밖인 외부에서만 해결책을 찾으려 한다. 약을 먹어야 하고, 수술을 하여야 하며, 깊은 산속의 산삼과 같은 약재를 복용하여야만 병이 낫는다고 믿고 있다. 전도된 망상이다.

육체를 살리는 힘은 인간 내부의 생명력에 있다. 생명력이 없으면 아무리 좋은 약이나 좋은 식품을 먹어도 전혀 효과가 없다. 시체에 산삼을 주고, 최고의 영양제를 투여하고, 가장 비싼 주사를 놓아도 시체는 아무 반응도 움직임도 없다. 이는 바로 생명력이 있어야만 치유가 가능하고, 치유하는 힘이 생명력에 있다는 의미심장한 사실이다. 상처가 나서 수술하여 꿰맨 후 살이 돋아나 아물고, 피부가 원상회복되는 힘은 역시 생명력에 의지할 수밖에 없다. 생명력만이 모든 성분을 일정한 인체 형태로 조직하는 지혜이자 지성이다. 그것은 눈으로는 보이지 않지만 놀랄 만한 분석력, 조직력, 회복력을 가지고 있다.

바로 이 생명력의 본질이 우리의 마음이다. 마음에 의하여 우리의 육체는 시시각각 변화하게 된다. 화를 내면 얼굴이 시뻘게진다. 공포에 떨면 피부에 소름이 돋고 얼굴이 창백해진다. 기분이 나쁘면 소화는 의당 잘 안 된다. 즐거우면 웃음이 나온다. 슬프면 당연히 눈물이 나는 것이 정한 이치다. 병을 생각하면 병이 되고, 건강을 생각하면 건강해지는 것이 당연하다. 왜냐하면 우리의 육체는 마음으로 만들어졌기에 마음에 의해서만 육체가 변화하기 때문이다. 마음에 따른 육체의 변화는 마음이 육체를 그런 형태로 바꾸면서 만들었다는 것을 의미한다. 마음의 지배를 반드시 받아야 하는 것이 우리의 육체다. 한마디로 마음이 육체에서 떠나면 육체라는 장치는 그대로 있지만 그의 기능은 멈춘다. 마음이라는 자체는 이렇게 소중하고 절대적인 우리의 주인이자 수호신이며, 이는 바로 생명력으로 귀결된다.

필자의 경험을 말하자면, 마음 법을 알고부터는 거의 모든 질병은 마음만을 적용하여 용이하게 처치하였다. 하루 이틀 혹은 열흘 정도 된 질환은 10여 분에서 30분 정도면 사라지게 했던 경험이 있다. 설사, 어깨 통증, 감기, 피부병, 이석증, 두통, 어지럼증, 위장병, 피로감, 허리 통증, 심장의 두근거림, 초조함, 불안증, 숙취, 담 결림, 팔다리 저림증 등등 오래되지 않은 증상들은 거의 30분 전후로 사라지게 했다. 그리고 만성병들, 곧 5년 된 비염, 5~6년 된 무릎 통증, 3년 된 오십 견, 10여 년 된 무좀, 우울증, 공황장애, 몇 달 된 위장병 등은 대략 3일 안팎이면 다 사라졌다. 한마디로 순식간이라 할 수 있다.

마음을 이용하여 치유를 하면 상상을 초월하는 속도로 치유가 된다. 여기에 중요한 핵심 포인트가 있다. 마음이 육체를 만들었다고 누누이 말하였다. 바로 마음이 육체이고 육체가 마음이니, 둘은 동전의 양면과 같은 일원적 존재라 여겨진다. 중요한 점은 마음이 주인이요 육체는 마음의 그림자이자 종이라는 사실이다. 일테면 육체가 상처를 입으면, 즉 위장이 상처가 나서 쓰리든지, 통증이 있든지, 더부룩하든지 하면 위장에 있는 마음이 그만큼 상처를 입고 있다고 보인다. 일테면 위장에 있는 마음이 평온치 못하고 불편하다고 보면 될 것이다. 이때 위장의 마음만 평온하게 해주면 통증은 없어진다. 왜냐하면 원인은 위장에 있는 불편한 마음이기 때문이다. 통증은 위장이라는 물질을 전혀 느낄 수 없는 것이다. 위장에 신경이 있든 근육이 있든, 혈액이 있고 세포가 있다 한들 이들은 물질이기에 물질 자체는 아픔이나 통증, 감각을 전혀 느낄 수 없다는 것을 알아야 할 필요가 있다.

통증은 위장에 있는 마음만이 느낄 수 있다. 위장에 성질이 있는 것처럼 보이는 것은 마음의 작용에 의한 느낌일 뿐이다. 물질은 의식, 느낌, 감각, 성질 등이 전혀 없기 때문이다. 우리가 죽으면 마음이 떠난 상태에 놓인다. 마음이 떠난 시체는 전혀 아픔이나 통증 등 감각을 느낄 수 없지 않은가? 위장의 주인인 마음이 평온해지니 아니 본래의 정상적인 마음으로 되돌아가니 통증은 사라진다. 주인인 마음이 편안해지니 그림자인 육체는 마음의 상태에 따라서 변할 수밖에 없으므로 쉽게 치유된다는 논리다. 위장에는 마음과 동시에 육체인 물질이 존재하며 이런 식으로 상호작용을 한다. 어느 부분이 아프면 그 부분의 마음이 불편한 상태라는 것을 암시한다. 마음이 통증과 병을 주관하기에 말이다. 마음의 중요함을 새삼 느끼게 된다. 마음이 육체를 지배한다! 그것도 절대적으로 지배한다. 필자는 지금 위장도 마음이고, 심장도 머리도 마음이고, 모든 인체의 기관들은 다 마음이라고 표현한다. 지금에 와서는 자연스럽게 이런 이치로 이해하게 된다.

이와 같이 서술하였으나, 결론은 우리 안의 잠재 능력 아니 자연 치유 능력을 개발하자고 말한다. 우리는 자연 치유 능력에 대해서는 누구든 말을 한다. 표현도 쉽게 하지만 과연 얼마나 많은 사람들이 자연 치유 능력을 개발하여 적용하고 있는지 의문스럽다. 필자는 이들 방법을 자연 치유 능력으로 보고자 한다. 어차피 내 안의 능력을 끄집어내어 발휘하는 것이기 때문이다. 이런 부분도 우리의 잠재 능력이라면 더 바랄 나위가 없을 뿐이다.

우리는 신의 아들, 즉 신의 자식이라 했다. 이는 우리 안에는 신의 생명이 흐르고 있고, 그 생명의 힘으로 살고 있다는 말이다. 그 생명이 신과 일체라는 뜻이다. 지구를 만들고, 태양을 만들고, 천체를 만들어 운행시키는 힘이 바로 절대자 창조주의 힘인데 그 힘과 똑같은 힘이 우리 안에 존재한다는 사실이다. 그 힘의 본질이 바로 우리 안의 생명이다. 우리라는 존재는 이렇게 위대함을 소유하고 있다. 그 위대함을 아는 것을 참모습을 안다고 표현한다. 생명이 내 안에서 소리 없이 면면히 흐르고 있다.

마음이 바뀌어 육체가 변하는 것이 질병 치유의 핵심 원리다

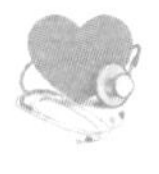

우리는 살아가면서 수많은 감정의 변화에 의해 우리 육체가 수시로 시시각각 변화하는 것을 경험한다. 일테면 사랑하는 사람을 모처럼 만나게 되면 얼굴이 상기되고 가슴이 떨린다. 놀라게 되면 얼굴이 창백해진다. 무서움을 느끼면 순간 소름이 돋아나고 머리카락이 바짝 곤두서게 된다. 기분이 나쁘면 위장 상태가 나빠져 소화가 잘 안 된다. 몹쓸 병에 걸려 불안과 공포, 두려움에서 벗어나지 못하면 금세 병이 악화된다. 이런 현상은 수없이 많다. 희로애락애오욕의 칠정에 따라 육체의 모습은 반드시 변화하게 된다.

물론 이런 변화의 과정에서는 먼저 감정에 따라 우리 몸의 호르몬이 변하게 된다. 그리고 육체의 모습은 물리적으로 바뀐다. 즉, 마음의 조작에 따라서 육체의 조직은 반드시 변화할 수밖에 없다. 우리는 이런 사실에 더욱 깊이 큰 관심을 가져야 할 필요가 있다. 이렇게 마음에 따라 육체가 변화한다는 사실은 바로 마음이 육체를 지배한다는 것을 말해준다. 지배를 해도 철저히 지배를 한다. 마음에 의해서 육체가 바로 바뀌어야 하는 것이 우리의 마음과 육체와의 관계다. 이로써 마음이 육체의 주인임을 알 수 있다. 따라서 육체는 마음의 그림자이자 노예이다. 육체는 마음만 졸졸 따라다니고 마음이 시키는 대로 따라주어야 하는 종이자 시녀다. 그래서 건강을 생각하면 건강이 오고, 질병을 생각하면 질병 따를 수밖에 없다.

화를 내게 되면 그 순간에는 다른 생각이 개입할 여지가 없다. 화를 낸다는 생각만을 할 뿐이다. 일테면 몰입을 한다는 말이다. 자연스럽게 몰입이 되니 그 순간 마음에는 다른 생각이 개입할 여지가 없이 오직 화내는 생각만이 있다고 보아야 할 것이다. 화내는 생각이 정신을 지배하는 동시에 육체도 지배하는 것이 아닌가 싶다. 따라서 육체의 조직은 어쩔 수 없이 변화하게 되어 결과적으로 얼굴이 시뻘게지면서 몸은 부들부들 떨리게 된다. 마음의 여하에 따라 육체가 변화한다는 사실을 알 수 있는 대목이다.

이런 얘기도 있다. 다중인격 장애에 대한 예이다. 미국의 정신과 의사인 푸트남의 논문에 나오는 내용이다. 다중인격 장애란 한 인격체에서 다른 인격체로 개인의 정체성이 완전히 바뀌게 되는 질환을 말한다. 인격뿐만이 아니라 감정, 의식, 필체, 예술적 재능, 지능지수, 외국어 구사력, 뇌파, 자율신경 기능, 시력 등이 모두 바뀌고, 앓고 있는 종양이 있기도 하고 없어지기도 한다. 한 사람이 평균 8 내지 13가지의 인격을 갖는다고 한다.

또 예일 대학의 정신과 교수 하우랜드는 이런 연구 결과를 발표했다. 환자는 말벌에 쏘여 눈이 완전히 감긴 상태였다. 그런데 하우랜드는 환자에게 다른 인격으로 바꾸도록 지시하였고, 그 결과 눈이 순식간에 정상 눈으로 되었다고 한다. 말벌에 쏘여 눈이 감긴다는 것은 항체의 생성, 히스타민 생성, 혈관 팽창과 파열, 면역 물질의 방출 등과 같은 매우 복잡한 생리 현상에 의한 것이다. 그런데 이것이 순식간에 정상으로 된다는 것은 이해하기 어려운 현상이다.

이중인격자가 말벌에 쏘여 눈이 완전히 감긴 상태에서 다른 인격으로 바꾸자마자 눈이 정상으로 되었다는 사실은 의미심장한 얘기다. 필자는 이렇게 생각해본다. 우리의 육체는 생명이 만들었기에 생명 표현이라 했다. 팔다리, 오장육부, 머리, 몸뚱이 등은 모두 생명력에 의해서 만들어진 생명의 표현물이다. 다시 부언해본다면, 정자와 난자가 만나서 하나의 씨앗이 형성된다. 어머니의 배 속에서 씨앗은 그 속의 생명력에 의하여 어느 부분은 머리가 되고, 몸뚱이가 되고, 오장육부가 되고, 팔다리가 된다. 생명력에 의한 치밀한 설계도에 의하여 각 부분이 분화되어 형성된다. 각 부분은 바로 생명의 표현물이다. 여기서 생명은 물질이 될 수는 없고, 보이거나 확인할 수 없기에 물질이 아닌 영이다. 인체의 각 부분은 생명의 표현물이고 생명이 본원이기에 영이라 해도 무리는 아닐 것이다. 그러므로 우리의 육체는 물질이기 전에 영적 존재, 영성체라고 할 수 있다는 논리다.

위에서 화를 내면 얼굴이 시뻘겋게 변한다고 했다. 다중인격자는 벌에 쏘여 눈이 완전히 감기는 상태인데도 다른 인격으로 바뀌자마자 곧 눈이 정상으로 돌아왔다. 이런 현상을 어떻게 설명하여야 할까? 앞에서 육체는 생명의 표현이라 했다. 그러므로 육체의 각 부분에는 생명력이 깃들어 있다는 점을 어렴풋이 알 수 있다. 중요한 점은 생명력의 본질이 마음이라는 사실이다. 생명력이 존재한다는 의미는 그곳에 바로 마음이 있다는 것이다. 즉, 육체 조직의 모든 부분 부분에는 마음이 드리워져 있다는 뜻이다. 일테면 벌에 쏘인 눈 주위도 분명 마음이 있기에 인격, 즉 마음이 바뀌니까 눈 주위의 마음 역시 바뀌어 벌에 쏘인 눈이 바로 정상으로 돌아왔다는 신비로운 현상을 보여준다.

일테면 A라는 사람의 성격일 때는 위장병에 걸린 상태였는데 B라는 성격으로 바뀌자 위장병이 아예 없어졌다는 말이다. 마음이 육체를 만들었다고 했다. 마음과 육체는 하나이기에 마음이 변하면 그림자인 육체도 어쩔 수 없이 변하는 것이 당연한 귀결이다. 마음이 바뀌니 질병도 없어진다. 질병은 스트레스의 부정적인 에너지가 표현된 결과물이기에 스트레스인 마음이 사라지면 질병은 의당 사라짐을 알 수 있는 대목이다. 마음으로 질병을 치유할 수 있는 핵심 포인트인 원리가 여기에 있음을 인식할 수 있다. "마음이 바뀌면 육체는 바로 변화한다."

한 예를 보자. 한 소년에게 심장과 폐를 이식받은 여성이 그 소년의 기억을 갖게 되었다는 내용이다. 전문가들은 장기도 기억의 소자를 갖고 있어 기증자의 기억이 피기증자에게 전달되는 것으로 판단됐다. 이런 예는 자주 볼 수 있다. 이는 곧 심장과 폐의 각 장기에도 그 사람의 마음이 존재한다는 한 단면일 것이다. 따라서 육체의 각 부분에는 육체인 물질 덩어리와 마음이 동시에 같이 존재한다는 중요한 이치가 확인된다. 동전의 양면처럼 말이다. 따라서 마음과 육체는 하나라는 표현이 성립된다.

좀 더 내용을 확대해보자. 성경에서도 말씀으로 만물이 만들어졌다고 말하였다. 이때 말씀은 마음을 뜻한다. 불경의 반야심경에서도 공즉시색이라고 했다. 여기서 공은 마음을 뜻하고, 색은 물질을 말한다. 바로 이들의 표현은 마음이 육체를 만들었다는 것을 뜻한다. 우리의 마음이 우리의 육체를 만들었다는 것은 부정할 수 없는 진리의 말씀이다. 마음이 육체를 만들었으니 육체는 마음의 표현이라 할 수 있다. 더불어 육체 그 자체는 바로 마음이 만들었으니 마음이라고 할 수도 있을 것이다. 마음이 주체이니까. "육체는 마음이다." 비약이 너무 심한가?

이것을 좀 더 분석하여 사색할 필요가 있다. 우리가 죽으면 마음이 떠나면서 육신이 쓰러진다. 곧, 자연의 원소로 회귀된다. 마음이 없으니 육신은 더 이상 혼자 버틸 수 없고, 존재할 수가 없다. 마음이 있어야 비로소 육신은 존재할 수 있고, 육체의 정상적인 기능이 가능하다. 즉, 마음이 있으면 육신도 있고, 마음이 없으면 육신 또한 없을 뿐이다. 육신은 마음만을 졸졸 따라다니는 꼭두각시인 시녀에 불과하다. 마음은 육신의 절대적인 수호신이다. 육신은 마음에 따라 변화하니 변화의 원동력은 바로 마음이다. 변화를 시킨다는 것은 어떻게 보면 다음 단계를 만든다는 뜻이다. 마음이 육신을 만들고, 또한 만들었다는 일련의 해석으로 보아도 무방하지 않을까?

위의 내용들을 정리한다면 결국 마음이 육신을 만들었다는 것을 논증하는 셈이 된다. 화나는 마음이 얼굴을 시뻘겋게 만들었음을 알 수 있다. 다중인격자의 눈은 인격이 바뀜으로 순식간에 정상으로 바뀌었다. 마음이 바뀌니 육신이 바로 변화한다. 따라서 마음이 육신을 변화시킨다는 사실은 마음이 육신을 새롭게 만든다고 할 수 있다. 마음은 원하는 대로 육신을 새롭게 만들면서 바꾼다. 결국 마음은 육신과 하나라는 사실이다.

이제는 마음이 질병을 치유하는 부분에 대해서 알아보자. 앞에서도 건강을 생각하면 건강이 오고, 병을 생각하면 병이 온다고 하였다. 지금까지의 내용을 확인하면 질병 치유는 마음의 상태가 긍정의 마음을 중심으로 구축되어야 가능함을 알 수 있다. 질병에 대한 불안, 두려움, 공포의 마음이 정신을 지배한다면 사실상 질병으로부터 벗어나기는 쉽지 않을 것이다. 바로 마음에 따라 육신이 변화한다는 점을 우리는 분명 공부하였다.

이를테면 부정적인 불안, 두려움, 공포를 어떻게 처치해야 하는지가 가장 큰 관건이 될 수밖에 없다. 누구든 몹쓸 병에 걸리면 불안과 공포에서 벗어나기란 사실상 거의 불가능하다. 그러니 질병은 쉽게 회복이 안 된다. 이를 극복하려면 이미 앞장에서도 말하였지만 특히 생명 부분, 신념 부분에 대해서 공부하면 도움이 많이 된다. 이 내용들을 어느 정도 이해하고 신념화만 된다면 충분하리라 본다. 그러면 부정적인 약한 마음들은 평정되고 치유될 수 있다는 긍정의 자신감이 자신도 모르게 자리를 잡는다. 당연히 질병은 치유의 방향으로 전환된다.

긍정의 마음으로 전환하는 방법을 살펴보자. 평소의 마음가짐이 중요하다. 가급적 병에 대한 생각을 멀리할 필요가 있다. 병이라는 생각이 들면 재빨리 긍정의 마음을 이용하여 이를 마음속에서 제거해야 한다. 병, 병, 병 하고 있으면 병을 인정하는 꼴이 되어 잠재의식 속에 나는 병에 걸려있다는 확신만을 심어주는 결과가 된다. 스스로 자신을 병자라고 인정하고 있으니 병에서 회복된다는 희망과 기대는 어리석은 것이 된다. 전도 망상이 될 뿐이다. 그래서 병이라는 생각은 절대 금물이다. 쉬운 일은 아니지만 병으로부터 벗어나기 위해서는 마음공부를 하는 수밖에 없을 것이다. 그때그때마다 병이라는 생각을 제거하기 위하여 노력하게 되면 이들 생각은 서서히 줄어들게 된다. 긍정의 마음을 유지함이 가장 중요한 핵심이다. 그리고 주위의 가족들에게도 가급적 병에 대한 뉘앙스를 품지 않게 하는 것이 중요하다. 병에 대해 염려하는 마음이 염파로서 환자에게 다가오니 오히려 독이 된다고 보면 된다.

마음으로 질병 치유를 시도할 때 가장 신속한 방법은 암시이다. 이것이 상상 치유 방법 내지 다른 심리 방법도 있겠지만 경험상 가장 신속하고 정확한 방법임을 분명히 말할 수 있다. 몇 달, 몇 년이 아닌 몇 분 혹은 며칠이면 웬만한 질병은 충분히 치유가 된다. 상상을 초월한다. 게다가 부작용은 전혀 없고, 비용 또한 전혀 들지 않는다.

질병에 대한 불안과 공포의 부정적 약한 마음이 어느 정도 평정될 정도로 기본 공부가 되었다면 암시의 방법을 적용하면 된다. 이때 암시문을 작성해보자. 암시문의 내용은 가급적 짧아야 한다. 그래야 집중하기가 쉬워지고 잠재의식 속으로 침투하기가 용이하다.

우리의 뇌파는 베타파, 알파파, 세타파, 델타파 등으로 구분된다. 베타파는 깨어 있을 때의 뇌파, 즉 평상시의 뇌파다. 알파파는 잠이 들기 전이나 잠에서 깨어날 때의 몽롱한 상태의 기분이다. 세타파는 잠이 들었을 때의 뇌파를 말한다. 암시에 이용되는 뇌파는 알파파와 세타파의 영역이다. 반복 암시를 하게 되면 뇌파는 서서히, 10~15분 정도면 베타파에서 알파파로 바뀐다. 암시의 시간은 대략 30분이면 충분하다. 제대로만 수행하면 암시의 내용이 잠재의식 속으로 아무 저항 없이, 의심의 여지없이 강하게 침투하게 된다.

이런 조건이라면 웬만한 초기 증세는 다 사라진다. 필자의 저서『마음이 통하는 치유의 기적』에서 이것을 이미 발표한 바 있다. 설사, 위장병, 무좀, 어깨 통증, 요통, 담 결림, 감기, 피로, 이석증, 두통, 불안, 초조, 긴장, 변비, 피부병 등등 며칠 혹은 한두 달 된 증세들은 30분 정도의 한 번의 암시만으로 치유했던 경험이 있다. 5년 된 비염, 만성 위장병 등과 같은 만성병은 3일 정도에 완치하였다. 중병이라면 더욱 예의주시를 해야 할 필요가 있다. 물론 몇 가지 예에 불과하지만 이들 질병에만 국한되는 것이 아니고, 거의 모든 질병에 적용되는 것은 주지의 사실이다. 왜냐하면 원인은 한 가지, 바로 부정적인 마음, 즉 스트레스이기 때문이다. 부정적인 스트레스의 에너지를 사라지게 하니, 일테면 잠재의식의 병의 원인인 부정적 에너지가 평정되고 제어되니 병이 사라진다. 부정적인 원인인 마음이 사라지니 육체에 나타난 질병이 바로 변화하게 되어 사라진다는 이치다.

여기서 위의 치유의 사례 중 한 가지만 예를 들어보자. 전작『마음이 통하는 치유의 기적』에서는 대부분의 사례를 얘기했다. 지면 관계상 이석증만을 다시 설명하고자 한다. 지금부터 7~8년 전의 일이다. 필자는 평소와 다름없이 새벽에 글을 쓰고 있었다. 내용을 머릿속으로 정리하려는데 집중이 잘 되지 않았다. 겨우 집중하여 글을 쓰려고 하면 몇 자 쓰다가 갑자기 생각이 나지 않는 일이 반복되었다. 잠이 부족한 것도 아니고, 저녁에 술을 과음한 일도 없었고, 무리한 어떤 일도 없었다. 10여 분간 글을 쓰는 둥 마는 둥 하다가 좀 쉬었다가 하려는 마음에 누우려 하는데 약간 어지러운 감을 느끼었다. 평소에는 느끼지 못했던 일이다. 이상하다 싶어 누운 상태에서 고개를 들고 일어나려 했더니 갑자기 핑 돌면서 천장이 무너지고 땅바닥이 뒤집히는 느낌이 들었다. 도무지 어찌해야 좋을지 모르겠어서 가만히 누워 진정하려 하였지만 속수무책이었다. 게다가 토할 듯한 메스꺼운 증상이 목까지 차올랐다.

의식은 있어서 우선 사랑합니다, 사랑합니다 하고 주문을 하면서 기氣를 주입했다. 집사람을 깨워 팔다리를 주물러 달라 하고, 답답해서 창문도 열어놓게 했다. 별다른 방법이 없어서 생각 끝에 치유 암시를 몇 분간 행하다가 이내 잠이 들어버렸다. 얼마 후 깨어보니 약간 덜한 듯도 했지만 아직도 참지 못할 정도로 증세가 있었다. 집사람은 119 구조대라도 불러서 병원에 데려가려고 했지만 내 스스로 알아서 할 테니 부정적인 생각은 하지 말라고 일축하였다.

다시 치유 암시(암시문의 내용은 뒷장에 있음)를 시도하였다. 10여 분 하는 도중에 졸음이 몰려왔다. 치유 암시의 시간이 짧기에 30분 정도는 해야 하는데 이대로 잠이 들면 효과가 없을 것 같다는 생각에 억지로 잠이 오는 것을 피하면서 암시를 계속했다. 그러다 어느 순간에 잠이 들어버렸고 약 30분간 숙면을 취하게 되었다. 눈을 떠 생각을 해보니 상태가 호전된 듯한 느낌이 들었다. 고개를 들고 일어나 보려고 하자 어지러운 증세는 없었고, 자리에서 일어나 보아도, 고개를 흔들고 몸을 뒤척이고 걸어보아도 괜찮았다. 그렇게도 힘들고 괴롭던 증세가 아예 보이지 않았다.

약간 힘이 없고 나른하고 부자연스러운 감은 있었지만 어지럽다는 느낌은 전혀 들지 않았다. 그 후로도 염려가 돼 주시를 하였지만 별다른 이상은 없었다. 치유 암시 한번으로 완벽하게 치유를 시킨 사례다.

집사람도 수년 전에 이 증세 때문에 119 구조대에 실려 간 사실이 있었다. 치유는 되었지만 후유증이 1년간은 지속되었다. 그리고 재발도 하였다. 주변의 많은 사람들이 이 증세로 고통 받고 있음을 안다. 필자는 당시 후유증은 전혀 없었고 지금까지 아무런 현상도 나타나지 않는다. 그 당시에 그 원인은 스트레스에 의한 면역력의 저하로 나타난 결과라고 볼 수밖에 없었다. 그러나 지금에 와서 보면 이 이석증의 증세도, 뒤편의 염증 부분에서 설명하겠지만, 스트레스(트라우마)에 의해 뇌에서 발생하는 염증에 의해 기인된다고 밝혀지고 있다.

이렇게 질병이 치유되었다는 사실은 암시를 통하여 30분이라는 짧은 시간에 마음, 즉 의식이 송두리째 암시의 내용과 같이 바뀌었다는 것을 보여주는 것이라고 할 수 있다. 이를 변성 의식이라고 표현한다. 마음이 바뀌니 육신의 모습도 자연스럽게 바뀌어 질병이 결국 사라지는 형국이 되었다. 중병도 이런 방법을 이용한다면 충분히 짧은 시간 안에 치유되리라는 것은 확실하다. 바로 마음이 바뀌면 질병이 사라진다는 원리이다. 일테면 원인이 수정되니 증상이 그대로 사라진다는 한 보기이다. 우리의 마음과 육신은 이런 상관관계를 갖는다. 육신은 마음이요, 마음을 바꾸면 육신은 반드시 변화한다. 따라서 마음이 바뀌면 질병은 사라진다!

이렇게 본다면 이미 우리 안에는 모든 것을 다 지니고 있다고 해도 과언이 아닐 것이다. 무한한 지혜와 힘과 능력을 소유하고 있다는 말이다. 바로 잠재 능력이자 자연 치유 능력이다. 신의 생명이 내 안에 깃들어 있으니 어떠한 계기로 질병이 오더라도 내 안의 힘은 그것을 완전한 모습으로 원상회복할 수 있는 신비하고 무한한 힘을 가지고 있는 것이다. 내 안에서 발생하는 부조화는 내 안의 힘만으로 해결이 가능하다는 논리다. 내가 원인을 제공했으니 해결할 수 있는 능력도, 답도 내 안에 있음을 알 수 있다. 내 안에 이미 무한한 완전함을 가지고 있는데 해결책을 굳이 바깥에서만 찾으려 한다면 우리가 크게 잘못 생각하고 있는 것은 아닐까? 의식의 전환이 반드시 필요하리라 본다.

치유의 방법을 찾아라

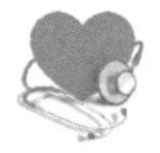

우리가 병을 치유하는 데 가장 중요한 핵심은 신념, 즉 믿는 마음이다. 이는 생활의 전반적인 부분에서 가장 필요하고, 기본적으로 갖추어야 할 의식이자 덕목이다. 신념이란 굳게 믿는 마음, 즉 믿어 의심치 않는 마음이다. 이 신념의 힘만 있으면 이루지 못할 일이 없다는 점을 우리는 너무도 잘 알고 있다. 바로 신념은 무적無敵을 의미한다. 대부분의 질병은 스트레스, 즉 마음이 원인이라고 누누이 말하였다. 일테면 부정적인 마음, 일그러진 마음이 지속되어 잠재의식 속에 쌓이게 되면, 그 부정적인 의식이 매개체가 되어 신체에 작용하면서 면역력은 저하되고 질병의 직접적 원인이 된다.

우리가 알고 있는 의식은 현재 의식, 잠재의식(무의식), 집합 무의식으로 대별된다. 현재 의식은 그대로 아무런 저항 없이 잠재의식에 저장된다.

잠재의식의 용량은 현재 의식의 6만 배에 달한다고 한다. 즉, 에너지의 크기가 6만 배나 된다는 말이다. 살아오면서 알게 모르게 의식했거나 의식을 못 했던 모든 경험의 기억이 저장돼 있다는 얘기다. 잠재의식에 저장된 의식이 우리의 운명을 결정짓는 핵심임을 알아야 한다. 따라서 저장된 부정적 의식이 작용하여 신체의 여러 장기로 연결되는 에너지의 흐름에 왜곡된 변화를 주게 된다. 일테면 혈액순환의 부조화, 호르몬의 균형 상태, 영양 상태, 전자 흐름의 변화 등의 생리적인 부분에 부정적 영향을 주게 되면 결국 병의 모습으로 나타난다. 이들을 주도하는 결정적 요인이 잠재의식의 부정적 에너지라는 사실이 중요하다.

잠재의식 속의 부정적인 의식들이 연결고리가 되어 한마디로 질병을 만드는 핵심 요체가 된다. 현재의 병은 과거의 의식, 상념의 결과로 나타난 결과물이다. 앞서도 표현했지만 원인 결과의 법칙을 따를 뿐이다. 답은 간단하다. 과거의 부정적 의식이 원인이기에 원인을 정화 내지 제어를 하면 된다는 논리다. "원인 제어가 답이다." 여기서 중요한 점은 현상인 병에 붙들려서는 안 된다는 사실이다. 우리가 병에 걸리면 병, 병, 병 하고 병만을 붙들고 집착한다. 오히려 병을 자랑하고 다니는 사람들이 태반이다. 이는 잠재의식 속에 나는 병자라고 확신을 심어주는 결과만을 만든다. 병의 그늘에서 헤어나지 못한다. 오직 현상인 병에 얽매여서 쩔쩔맨다. 그러면 그럴수록 병은 더욱더 기승을 부린다.

현상의 질병은 원인이 해제되면 사라질 수밖에 없다. 이 자각이 중요하다. 병에 붙들려서는 안 된다는 사실이 중요하다. 나타난 병은 내면의 심리 상태를 반영하는 하나의 결과인 증상일 뿐이다. 붙들고 있어야 할 아무런 가치도 이유도 없는 것이다. 우리가 보아야 할 것은 오직 원인일 뿐이다. 원인을 없애든지 수정을 하든지 간에 원인만을 처치해야 한다는 점이 답이다. 그래서 현상인 병을 초월해야 하고, 현상을 초월할 때 병으로부터 자유로워질 수 있는 것이다.

그러면 우리는 원인을 어떻게 다루어야 할까? 우선은 잠재의식 속에 쌓여있는 부정적인 요인들이 작용하여 병이 된다고 하였으니 이들 부정적인 요인을 처치함이 답임을 알 수 있다. 제일 중요한 것은 참회와 용서다. 누구를 대상으로 분노하고, 미워하고, 원망하며, 증오심에 불타며, 불평불만에 쌓여 거기서 벗어나지 못하면 불행과 병만을 자초한다는 사실을 기억해야 한다. 이를 위해서는 이해를 하든지, 용서를 하든지, 참회를 해서라도 그 굴레에서 벗어나야 한다. 가장 훌륭한 방법이지만 참으로 어려운 일이다. 용서를 하기가 쉬운가? 참회를 하기가 쉬운가? 특별한 공부가 없으면 한없이 어렵기만 한 문제다. 뒤의 12장에서 언급하겠지만 내용 면에서 부족한 점이 많을 것이다. 달리 더 공부할 수 있으면 하고 기대해본다.

이제는 우리가 그래도 쉽게 접근할 수 있는 방법을 공부해보자. 바로 잠재의식을 정화한다는 부분이다. 이를 위한 가장 용이한 방법이 흔히 말하는 암시 요법이다. 필자의 전작 『마음이 통하는 치유의 기적』에서도 암시 요법을 적용하여 여러 질병을 수월하게 치유했던 경험을 얘기했다. 마음으로 할 수 있는 방법들 중엔 상상 요법, 음악 요법, 미술적인 방법들 등 다양하나, 가장 빠르고 정확한 방법은 역시 경험상 터득한 암시 요법이다.

당연히 기본적으로 알아야 할 요점이 있다. 뇌파를 알아보자. 뇌파에는 알파파, 베타파, 세타파, 델타파가 있다. 우리의 일상적 뇌파는 베타파이다. 이때는 17~30사이클의 주파수로 깨어 있는 긴장 상태다. 알파파는 8~10사이클의 주파수 대역으로 우리가 마음이 안정되었을 때 혹은 잠들기 전이나 잠에서 막 깨어날 때의 몽롱하게 이완된 상태다. 이때 집중이 가장 잘되는 상태이고, 현재 의식과 잠재의식 사이에 동조가 일어난다. 그리고 세타파는 4~8사이클의 주파수로 잠이 들었을 때의 상태라고 본다. 우주의 에너지와 공명을 이루기 위한 주파수 대역이다.

지구는 7.8Hz 주파수를 낸다고 한다. 이를테면 잠재의식의 힘을 이용하기 위해선 우리가 적어도 알파파를 거쳐 세타파에 이르는 의식의 주파수대가 되어야 한다. 이때 집중이 가장 잘되어 암시는 아무 저항 없이 잠재의식 속으로 침투된다. 그래야만 비로소 우주의 에너지와 공명을 이루어 힘의 원천인 에너지를 끌어들여 큰 능력을 발휘할 수가 있다. 이 잠재능력만 발휘할 수 있다면 어떤 일이든 이루지 못할 일이 없다고 한다. 경제적 문제, 불행, 병 등 얼마든지 해결할 수 있다는 고무적인 사실이다. 이러한 잠재 능력이 있기에 인간은 위대하다고 표현하는 것이다.

이때 암시문을 보자. 필자의 전작 『마음이 통하는 치유의 기적』에서는 암시문의 내용이 많았다. 한참 공부를 하던 중이라 경험이 부족했기 때문에 암시문을 길게 잡았던 부분도 있다.

내 안에 신이 있다.
나는 신의 아들이다.
나는 신의 아들이다.

나는 완전무결이다.

나는 완전 원만 하다.

병은 없다.

육체는 없다.

통증은 없다.

미망은 없다.

공즉시색이요 색즉시공이다.

병은 전도망상에서 오고, 전도망상은 미망에서 오고,

미망은 마음에서 오고, 마음은 온자리가 없고,

병도 온자리가 없다.

고로 병은 없는 것이다.

병은 없는 것이다,

병은 사라져라.

통증은 사라져라.

미망은 사라져라.

처음에는 위의 암시문을 외워서 적용했다. 지금은 아래와 같이 간략하게 줄여서 적용하고 있다. 효과는 큰 차이가 없다. 단지 이들 암시 문구의 뜻을 정확히 간파함이 요구된다.

나는 신의 아들이다.

나는 신의 아들이다.

나는 완전무결하다.

나는 완전 원만 하다.

병은 없다.

통증은 없다.

병은 사라져라.

통증은 사라져라.

치유 암시문의 뜻을 알아보자

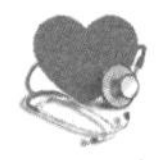

"나는 신의 아들이다."

우리의 내면에 면면히 흐르고 있는 생명은 보이지 않지만, 분명 우리를 존재케 하고, 우리를 살게 하고 살려주는 힘이다. 생명은 변하지 않고 영원불멸하며 그 어떤 것에도 굴함이 없는 위대한 존재임이 분명하다. 이는 곧 자연의 힘이자 창조주의 힘, 절대자의 힘이다. 창조주는 신神이며, 신으로부터 부여받은 생명이기 때문에 우리는 의심의 여지없이 신의 자식 바로 신의 아들이다.

"나는 완전무결하다. 완전 원만하다."

신은 완전무결하기에 병이나 불행, 고통 같은 것은 아예 없는, 있을 수도 없는 완벽한 존재다. 신의 아들인 인간도 역시 똑같이 병을 가져서는 안 되는 완전무결하고, 완전 원만한 존재라는 아주 중요한 사실이다.

"병은 없다. 통증은 없다."

우리 안의 생명만이 오직 변화하지 않고 영원하며 실재實在이다. 보이는 모습 육체는 생명에 의해서 나타난 이미지, 즉 그림자이다. 그림자인 육체는 영구히 존재할 수 없으며, 때가 되면 사라진다. 사라지기에 있는 듯이 보이지만 실제로 존재할 수 없는 것이다. 마음이 없으면 육체 혼자서는 존재할 수 있는 힘이 전혀 없다. 그저 쓰러져 사라져야만 하는 허상이다. 그런 존재가 육체라면 없다고 표현해도 무방하리라. 병 역시 육체에 기생하는 존재이기에 더욱 없는 것이 마땅하다. 그리고 병과 통증은 변화하여 없어진다. 잠시 존재하는 것처럼 보일 뿐, 결국 사라지기에 없는 것이라 함이 옳다. 이는 우리의 잘못된 신념으로 병이나 통증이 있어 보일 뿐이라는 말이다. 신념만 바꾸면 쉽게 사라지는 것이 병이나 통증이기에 결국은 없는 것이라 할 수 있다. 그래서 사라져라 하면 사라지는 것이 병이자 통증이다.

이렇게 간략히 서술해본다.

아무런 힘이 없는 병이라는 그림자는, 다이아몬드의 찬란한 빛에 자취를 감출 수밖에 없다. 내 안의 다이아몬드(진리의 빛)를 찾기 위하여 신성과 불성이 있다고 항시 되뇌자. 그러면 흙먼지(부정적이고 소극적인 마음)에 가려져 빛을 발하지 못했던 보석이 드디어 빛을 발하게 된다. 내 안에 신이 있고, 예수가 있고, 부처가 있는데 몸 밖에서 찾을 것이 무엇이 있겠는가. 모든 것은 이미 내 안에 완벽하게 갖추어져 있다고 생각해야 한다. 성공, 행복, 건강 등은 이미 내 안에 모두 있다. 믿고 인정해야 하는 사실이 가장 중요한 핵심이다.

암에 걸린 신은 없다. 혈압, 당뇨에 쩔쩔매는 하찮은 신 같은 존재는 없다. 신은 그대로 완전무결하기에 병이 존재할 수 없는 것이다. 우리 인간도 분명 신의 아들이요, 더불어 완전무결한 존재여야만 한다. 역시 병이 있을 수가 없고 병에 걸려서는 안 되는 것이 우리 본연의 자세이다. 병에 걸리는 것이 오히려 당연하다고 우리는 잘못된 생각에서 허덕이고 있다. 단지 우리 안에 존재하는 잠재적 능력을 찾지 못하고 인정조차도 하지 않기에 미망의 늪에서 허덕이고 있을 뿐이다.

나는 신의 아들이다.
나는 신의 아들이다.
나는 완전무결하다.
나는 완전 원만 하다.

위의 내용을 강력하게 외치기만 하면 된다. 외치는 것만큼 우리의 자아는 서서히 확대될 것이다. 계속 되풀이하여 확언을 하다 보면 내 안에 신이 있다는 믿음과 스스로의 잠재 능력에 대한 확신이 조금씩 조금씩 생겨날 것이다. 그러면 신의 파동을 끌어들여 내 안의 신성과 동조를 이루게 될 것이며, 자신감도 더불어 생겨나 병쯤은 아무것도 아니라는 생각도 갖게 된다. 이쯤 되면 병에 대한 불안과 공포는 사라질 수밖에 없다.

환자에게 불안과 두려움, 공포처럼 무서운 적이 있겠는가. 시시각각 침습해오는 불안과 두려움, 공포는 난감하기 짝이 없다. 이를 극복하지 못하면 점점 더 병세는 악화될 수밖에 없을 뿐이다. 필자 또한 이런 현상을 수없이 느껴봤기 때문에 누구보다도 잘 안다. 불안과 두려움, 공포를 이겨낼 정도가 되면, 병은 문제가 안 된다. 더불어 병을 무시할 수 있는 정도의 자신감이 생긴다면 병은 순식간에 봄눈 녹듯이 사라진다. 한마디로 병을 두려워하면 병은 활개를 치어 심화되고, 병을 무시할 정도의 자신감을 지니면 병은 꼬리를 내리며 사라진다. 알고 보면 아주 야비한 속성을 지닌 것이 병이다. 따라서 병은 아무런 힘과 능력이 없는 허상이다.

병은 없다.
통증은 없다.
병은 사라져라.
통증은 사라져라.

이들 내용을 반복적으로 되뇌면서 외친다. 병도, 통증도 사라지라는 부분에서는 명령조로 강하게 외친다. 좀 더 마음이 와 닿게 하려면 병은 원래 없는 것이기에 아예 꺼져버려라, 아픔도 꺼져버려라 하고 외치면 훨씬 마음속 깊이까지 전달되는 느낌이 온다. 이때 중요한 것은 암시문의 뜻을 정확히 이해하는 것이다. 그리고 뜻을 음미하려고 노력하면서 암시해주면 된다. 이들 암시문은 정형화된 것이 없다. 개인의 증세에 따라 보완 수정을 하면 되고, 가급적 암시문은 짧아야 효과가 있다. 30분 정도만 일심으로 정성을 다하여 가급적 빠른 속도로 암시를 반복 되풀이 해주면 된다. 이를 필자는 집중 암시라고 표현한다.

반복 암시를 하다보면 뇌파는 점차적으로 알파파 이하로 안정되며 이완된다. 집중력이 최대로 되어 암시문의 내용이 의심의 여지없이 잠재의식 속으로 강력히 침투한다. 지금까지의 잠재의식의 잘못된 부정적인 병적 요인들이 긍정의 요인으로 바뀐다. 바로 의식이 바뀌는 시점이다. 그러면서 우주의 에너지와 공명을 이루어 강력한 에너지를 끌어들여 병이 치유되는 것이다. 일테면 마음이 바뀌면 육체는 순간 변화한다는 이치다. 나의 경우 가벼운 증세로 며칠 안 된 위장병, 설사, 어지럼증, 이석증, 피부병, 타박상, 허리통증, 어깨 결림, 두통, 초조, 불안, 긴장, 변비, 피로, 감기 증세 등은 30분 정도의 집중 암시 한 번으로 그대로 사라져 버린 것을 경험했다.

만성병은 병에 따라서 어느 정도 효과가 나타날 수도 있지만 기질적인 문제가 있을 수 있으니 좀 더 시간을 지속해야 한다. 암시를 30분 정도 했다고 해서 멈추면 효과는 이내 없어진다. 암시를 계속하여도 무방하다. 더불어 생각날 때마다 수시로 나는 신의 아들, 나는 신의 아들, 완전무결하다, 완전 원만하다, 병은 없다, 통증은 없다 하고 10여 회씩 눈을 감고 마음속 깊이까지 사념을 한다. 더하여 공포와 불안이 올 때는 이들 암시문을 다시 생각하면서 확언을 반복해주면 공포심은 사라지게 된다.

그리고 병이라는 생각이 들어오지 못하게 빈틈이 보이지 않도록 철저히 마음의 장벽을 쌓는 마음가짐이 아주 중요하다. 병이라는 생각이 들면 재빨리 마음을 바꾸어 준다. 신의 아들은 병이 없다. 신은 선善이기에 불행과 병을 만들지 않는다. 병은 인간의 부정적인 마음이 만들었을 뿐이다. 신이 만들지 안 했으면 존재에 둘 수 없는, 아예 병은 없는 것이다. 단지 잘못 생각하고 있으니까 있는 것처럼 보일 뿐이다. 병은 없다! 없는 것은 없는 것이다! 사라져라, 사라져라, 사라지라고 마음을 바꾸면 된다.

이렇게 밤낮없이 틈이 날 때마다, 생각이 날 때마다 의식적으로 사념을 해주어야 한다. 이렇게 자나 깨나 사념을 해주다 보면 증세가 좋아짐을 알 수가 있으며 마음에 위안이 생길 것이다. 그렇게 되면 자신감을 갖게 되고 희망을 또한 보게 된다. 이때 더욱 정진만 하면 된다. 상태에 따라 다르겠지만 약 3일 정도에 상태가 호전됐다 싶으면 여태까지 유지했던 마음을 살며시 놓아본다. 그리고 병의 증세를 관찰한다. 몇 시간 정도 별다른 증세가 보이지 않으면 많이 좋아진 셈이다. 아직도 증세가 남아 있으면 계속 더 지속하여야 할 것이다. 웬만한 만성병은 이런 식으로 빈틈없이 사념과 명상을 해주면 정도의 차이는 있겠지만 나의 경우 3일 정도면 병은 보이지 않고 증세는 거의 사라진다.

이때 중요한 점은 사념의 시간 간격이 너무 길면 효과가 별로 없다는 것이다. 몇 시간씩 틈이 생기면 안 되고 적어도 30분 안쪽으로는 사념을 반복해주어야 한다. 더욱 자주 함은 아주 좋은 결과를 가져온다. 자다가 깨어나서도 의식적으로 하려고 해야 한다. 자다가 깨어날 때 이 생각이 무의식적으로 떠오를 정도가 된다면 아주 고무적이다. 순간순간 불현듯 자신도 모르게 떠오르는 관념적인 생각들이 부정적 약한 생각이 아니고, 신의 아들이라 병은 없는 것이고, 나는 완전무결, 완전 원만하다는 자신감이 떠오를 정도로 무장이 된다면 아주 이상적이다. 이 단계까지 도달하여야 병은 속히 치유된다. 물론 중병이라면 예의주시하며 더 연장을 하여 시도해야 할 것이다.

설사병과 위장병을 치유하다

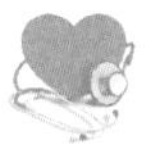

앞서도 이석증의 사례를 말하였지만, 집중 암시 방법으로 치유한 설사병의 사례를 더 말해보겠다. 한번은 술을 많이 마신 후 배탈이 나서 수일이 지나도 치료가 잘 되지 않았다. 약국에서 약을 사먹어도 별 차도가 없었다.

『생명의 실상』 2권에서 질병에 필요한 부분을 찾아 읽기 시작했다. 읽으면서도 물론 알던 내용이었지만 새삼 하나하나씩 새로운 자각이 오기 시작했다. 평소에는 막연히 알기만 했던 내용이었지만 설사병이 생겨 고생을 하는 입장이 돼서 그런지 하나하나 필요한 내용들이 가슴에 크게 와닿았다.

그렇게 약 30분간 책을 읽기 시작하자 배 속이 편안해진 느낌이 들었다. 아! 이거 효과가 있는 것이 아닌가? 책을 읽고 마음이 밝아졌는데 마음이 밝아지면 이런 식으로 증세가 사라지는가 하는 생각으로 가만히 응시하기 시작하니 불편한 증세가 없어졌다. 기분이 좋다, 아! 되는구나 돼! 이런 식으로 병이 사라지는구나 하는 기쁜 마음으로 쾌재를 불렀다. 조금 있으니 단침이 흘러 나왔다. 그 순간 그동안 장의 기혈이 순환이 잘 안 돼서 배탈이 난 것인데 마음이 일변하니까 자연스럽게 기혈이 뚫려서 순환이 제대로 돼 아픈 증세가 사라지고 입안에 단침까지 생기는구나 하는 생각이 들었다. 몸의 컨디션도 정상으로 돌아왔다. 바로 이런 것이구나! 마음의 상태에 따라서 몸은 변화를 일으킨다.

우리의 생각에 따라서 몸은 반응을 하기 시작한다. 신념에 의하여 우리 몸은 시시각각 영향을 받는다는 사실을 다시 한번 확인할 수 있었다. 병이 생기면 그저 약을 먹는다든지 수술을 하고 입원을 해야 하는 것으로 단순히 알고 있을 뿐, 다른 방법은 아예 생각조차도 못 하는 것이 우리 모두의 현실이다. 이렇게 마음으로 병을 치유할 수 있다는 것을 알게 되고, 직접 체험을 하자 더없는 희망과 기대가 부풀어 오르기 시작했다. 감사한 마음만이 충만하여 가슴이 벅차올랐다.

이후로도 설사병은 있었다. 한번은 근무 시간에 설사증이 있었지만 주위에 약국도 없었고 더욱이 책은 읽을 수도 없었다. 별다른 방법이 없어, 고민 끝에 암시를 해보자 하는 생각이 들었다.

#신의 아들, 신의 아들은 완전무결, 신이 병을 만들지 않았으니 병은 없다. 육체는 없다. 미망도 없다. 공즉시색, 색즉시공, 병은 전도망상에서 오고, 전도망상은 미망에서 오고, 미망은 마음에서 오고, 마음은 온 자

리가 없다. 병도 온 자리가 없다. 고로 병은 없다. 없는 것이다. 없는 것이다. 미망도 없는 것이다. 없는 것은 사라져라, 사라져, 사라져 버려라.#

이같이 암시문을 생각나는 대로 정하고서 암시를 시도하였다. 30분 정도를 계속 반복 되풀이를 하였다. 소리를 내며 가급적 암시문의 의미를 생각하면서 주입하였다. 그러자 어느 순간 배 속이 다시 편해짐을 느낄 수가 있었다. 더부룩하고 무력한 느낌이 사라져 버렸고 이내 입안에 단침도 생기게 되었다. 아, 이렇게 암시만 해도 되는구나! 성공이구나! 또다시 큰 희열을 느끼면서 생명력의 신뢰가 엄청나게 확대됨을 알 수 있었다. 내 안의 생명력이야말로 나를 지켜줄 수 있는 수호신이자, 위대한 존재라는, 아니 신의 생명이라는 것을 크게 깨달았다.

역시 감사합니다가 절로 나왔다. 희열과 환희가 충만하여 눈물이 나올 정도로 감격하여 주체할 수 없는 지경이 되었다. 그저 감사할 따름이었다. 이렇게 직접적으로 암시만 해도 병이 없어짐을 경험하고서부터 어떠한 병도 두려울 것이 없다는 자신감이 대단해졌다. 내 안에 잠재된 능력, 아니 자연 치유력은 불가능이 없을 것이라는 큰 확신이 들었던 계기가 되었다. 이들 내용은 필자가 마음공부를 하면서 처음으로 경험한 사실을 그대로 옮겨본 것이다.

또 지금부터 8~9년 전의 일이다. 최근 들어 무리한 식생활로 위장 상태가 안 좋아졌다. 위장이 나빠진 것은 3개월 정도 되었고, 체중도 2~3Kg 빠졌다. 책을 읽고 암시를 해도 잠시뿐 원래 상태로 돌아갔다. 이해가 되지 않았다. 설사병이나 그동안 소소한 허리 통증, 두통, 팔다리 통증이 있을 때에는 30분 정도의 한 번의 집중 암시로 여러 차례 효과를 보았으니 말이다.

가만히 생각해 보았다. 설사나 두통, 허리 아픈 것 등등은 짧은 시간, 길어야 수일이나 몇 주 정도의 증세였기에 한 번의 치유 암시만으로도 효과를 본 것이 아닌가 하는 생각이 들었다. 기간이 긴 만성병의 증세가 한 번의 집중 암시로 완전히 사라지기를 바란 것이 어리석었던 것이다.

다시 30분 정도의 집중 암시를 하니 속이 편해지긴 했지만 나는 거기서 중단하지 않았고 위장이 의식될 때마다 신의 아들은 완전무결하다. 육체는 없다, 병은 없다고 하며 확언을 해주었다. 두려움과 공포심의 소극적 마음이 불쑥불쑥 치밀어 오르면 또다시 암시 문구를 이용해 안정을 되찾았다. 잠이 들기 전이나 자다가 깨어나도 암시의 글귀를 되새기면서 잠들고, 아침에 잠에서 깨어날 때도 확언을 해주었다. 이런 식으로 빈틈없이 생각날 때마다 신의 아들, 신의 아들은 완전무결하다, 완전무결하다, 병은 없다, 병은 없다, 병은 없다, 병은 사라져라 사라져 버리라고 10여 회씩 눈을 감고 확언해줄 때 가급적 심층부 깊숙이까지 주입한다는 기분으로 확언해주었다. 이런 식으로 사념과 명상을 해주면서 몸의 컨디션이 좋아지는 느낌이 들었다.

3일이 지났을 때 확언을 멈추고 몸의 상태를 확인해보았다. 어떠한 이상 증상도 느낄 수가 없었고, 이후 수일이 지나도 더 이상 증세가 나타나지 않았다. 완치가 되었다. 3개월 정도 된 위장병 증세가 약 3일 만에 사라진 셈이다. 따라서 오래된 병은 아무래도 기질적으로 이상이 있을 수 있으니 어느 정도의 시간이 더 필요하다는 귀중한 이치를 알게 된 셈이다.

여러 사례들이 있지만 이렇게 두 가지 정도만 전에 경험한 내용을 그대로 옮겨 놓는다.

집중 암시를 30분 정도 시도하여 치유 효과가 없었다면, 우선 아직도 깨달음이 부족하다고 보아야 할 것이다. 육신은 멀쩡히 존재하고 병 또한 육안으로 식별되는데 왜 자꾸만 없다고 하나 하는 의구심이 아직도 남아 있다는 얘기다. 하긴 우리가 언제 이런 이야기를 접할 수 있었던가? 한두 번 이야기를 듣고 책을 좀 읽었다 해서 금방 이해를 다할 수 있기는 어려운 일일 것이다. 점진적으로 서서히 깨달음에 다가서는 것이 옳을 듯싶다.

생명에 대한 개념도 마찬가지다. 이들 내용을 조금씩 이해하고 깨달음에 다가선다면 우선 자아가 확대됨을 느낄 것이다. 한 걸음씩 우리의 실상(실체의 진면목)에 접근하게 되면서 우선 마음의 평화가 찾아오며, 자신감 또한 충만해진다. 병 정도는 별것이 아니라는 생각이 강하게 부각된다. 한마디로 실상이라는 자체가 어떤 것인가를 알기 위해서 이를 부단히 파헤치려 노력해야 하는 것이 관건이 될 것이다.

그리고 치유되어야 한다는 강한 신념, 기필코 병을 없애야 한다는 불굴의 정신 자세가 반드시 필요하다. 막연하게 치유가 되었으면 하는 정도의 자세로서는 잠재의식의 문턱을 넘을 수가 없다. 절절히 치유되어야 한다는 강한 소망과, 조금의 의심도 없이 순순히 믿는 마음을 다한다면 잠재의식은 드디어 문을 열어주어 치유가 가능해지는 것이다.

이러한 원리는 앞에서 표현했듯이 그동안의 잠재의식 속에 쌓여있던 병의 원인들, 즉 부정적인 에너지인 생각 상념들을 정화하거나 제어한다는 데 있다. 여기서 짚고 넘어가야 할 사례가 있다. 앞에서 이미 언급을 하였다. 데이비스 호킨스 박사의 『의식 혁명』의 내용을 다시 인용해보자. 수치심은 20, 비난은 30, 절망은 50, 슬픔은 75, 두려움과 근심은 100, 분노와 미움은 150, 용기와 긍정은 200, 용서와 포용은 350, 사랑은 500, 평화는 600, 깨달음은 700~1000은 의식의 수치를 나타낸다. 병을 만들 수 있는 부정적인 의식은 당연히 수치가 약하다. 미움과 분노의 수치가 150이니 그 이하의 수치를 나타내는 의식은 병을 만드는 직접적인 요인인 저차원의 에너지다. 반면 용기와 긍정의 수치는 200이고 그 이상들의 수치는 병을 치유할 수 있는 수준의 고차원의 에너지임을 알 수 있다.

이들 저차원의 의식이 작용하여, 일테면 부정적인 마음, 즉 스트레스가 우리 몸을 교란하여 결국 질병을 만든다. 한마디로 힘이 없는 저급한 수준의 의식이 문제가 된다. 이들을 극복하거나 정화할 수 있는 고차원의 의식들로 우리는 무장해야 한다는 필요성을 짐작할 수 있다. 앞서 신神은 선善이라고 표현하였다. 선은 긍정적 의식을 말하고, 악惡은 부정적인 의식을 나타낸다. 일테면 신의 마음엔 선만이 존재하고 신은 선만을 만들었다는 말이다. 악은 어디까지나 인간의 부정적인 의식이 만들었다는 말이다. 그래서 신의 마음인 긍정의 의식은 그만큼 훌륭한 가치가 있고, 한마디로 고차원의 에너지로서 치유할 수 있는 힘이 실려 있다는 견해다.

반면 인간이 만든 저급한 부정적인 마음은, 가치가 없으며 아무 힘도 없는 저차원의 무기력한 존재이다. 왜냐하면 이들 저차원의 마음인 분노, 미움, 원망은 용서와 사랑과 감사의 마음으로 얼마든지 제어할 수 있기 때문이다. 절망, 슬픔, 두려움, 공포 등은 어느 정도의 깨달음만 있으면 충분히 극복이 가능하다. 그래서 필자가 말하는 암시 요법의 중요성이 부각된다. 암시 요법은 적어도 깨달음, 700~1000 차원의 의식을 적용함을 말한다. 150 이하의 병을 만드는 저차원의 의식의 부정적인 에너지는 얼마든지 700~1000인 고차원 의식의 에너지로 제어할 수 있다. 저차원의 부정적인 의식 덩어리를 고차원의 의식으로 수정 내지 극복할 수 있으며 지배할 수 있음을 보여준다.

한마디로 긍정의 마음은 힘이 있고, 부정의 마음은 힘이 없는 무기력한 존재라는 사실을 알려준다. 따라서 부정적인 의식이 만든 병은 힘이 없고, 존재 의미가 없고, 무시할 수 있는 정도의 먼지만도 못 한 나약한 존재라는 중요한 사실을 우리는 알아야만 한다. 데이비드 홉킨스 박사는 분명히 말한다. 의식의 수준이 500~600 이상이 되면 어떠한 병도 치유된다고 말이다.

이렇게 서술을 하였다. 그러나 이 방법만으론 때에 따라선 부족함을 느낄 수도 있을 것이다. 마음은 항시 변하기에 타성에 젖어 어느 때는 잘되다가 어느 때는 안 될 때도 있다. 그래서 다양한 방법을 강구하여 치유에 임해야 됨을 알게 된다. 아래의 방법들을 적용함은 충분한 가치가 있다.

첫째, 책을 읽고 말씀을 듣고서 마음이 일변하여 어떤 깨달음이 크게 오면 일순간 병이 사라지기도 한다. 깨달음의 정도에 따라 병의 자괴 작용은 다르게 나타난다. 깨달음에 의하여 마음이 바뀌면 육체는 순식간에 변화하게 된다.

둘째, 명상 혹은 사념의 힘으로도 충분한 효과를 볼 수 있다. 점진적으로 깨달음에 다가설 수 있기 때문이다.

셋째, 간단한 몇 마디의 암시문도 5분이든 10분이든 계속해서 반복 수

행을 하면 큰 효과가 있다. 잠재의식 속의 병의 원인인 부정적인 스트레스의 에너지가 암시문의 내용처럼 바뀌기 시작한다. 신념은 어떤 과학의 법칙으로도 분석되지 않는 기적과 모든 신비의 바탕이 되는 큰 힘이다.

넷째, 육체의 모든 부분은 심장이든, 위장이든, 간장이든, 머리 부분이든 생명에 의해서 만들어진 생명 표현이라고 했다. 생명은 오관으로는 식별할 수 없기에 영靈이다. 육체를 영체로 보는 것, 일테면 아픈 부위를 물질인 육체로 보지 않고, 생명(마음)의 표현이기에 영체로 본다면 또한 효과가 크다. 감기에 걸린 초기에는 1분 정도만 눈을 감고 자신을 육체가 아닌 영체라 생각하면서 영체가 아플 수가 있겠는가, 영은 바로 생명이다, 나는 물질이 아닌 영적 존재다, 그 생명의 힘은 위대한 것이기에 감기 정도에 쩔쩔매야 하는가 하고 자문자답을 한다. 그리고 영적 존재는 형체가 없기에 아플 수가 없다, 감기 기운은 사라져라, 사라져버리라고 사념을 해주면 이내 감기 기운이 사라진다. 시력도 이 방법을 적용하면 효과가 크다. 3~4년 전쯤 며칠 정도 적용하여 건강검진에서 시력이 양쪽 다 2.0이 되었던 사실이 있다.

다섯째, 아예 육체를 마음으로 단정한다. 마음이 육체를 만들었다고 했다. 그러면 허리도 마음이요, 무릎도 마음, 심장도 마음, 위장도 마음, 암 덩어리도 마음(잘못된 마음), 당뇨, 혈압, 허리 디스크, 무릎 관절염도 다 잘못된 마음(분노, 미워함, 원망, 질투, 시기, 외로움, 슬픔, 두려움, 공포 등)의 표현이다. 통증과 병이 있을 때 아픈 마음 사라져라, 아픈 마음 사라져라, 무릎이 아프면 무릎의 아픈 마음 사라져라, 위장이 아프면 위장의 아픈 마음 사라져라 하고 치유 암시문처럼 암시를 몇 분이고 해주면 효과가 나타난다.

어차피 통증은 물질인 육체는 느낄 수가 없으며 통증은 반드시 마음만이 느낄 수가 있는 마음의 작용이다. 근육, 인대, 신경, 혈액, 세포 등은 물질이기에 어떤 의식, 느낌, 감각, 성질이 전혀 없다. 오로지 마음만이 느낄 수 있는 작용이다. 그 부분에 성질이 있는 것처럼 느껴지는 현상은 마음의 작용이다. 다행인 것은 마음은 쉽게 바꿀 수가 있기에 마음만 바꾸면 해결된다는 이치다.

여섯째, 이는 병을 무시할 정도의 자신감을 키우는 방법이다. 흔히 중병에 걸리면 불안, 두려움, 공포가 반드시 따르기에 치유의 최대의 적이 된다. 이들 소극적이고 부정적인 마음은 앞에서도 표현하였지만 우리가 극복해야만 하는 가장 큰 난제다. 이를 극복하지 못하면 사실상 병 치유는 어렵다. 그래서 병의 위력은 대단하고 막강한 존재라고 착각하게 된다. 병에 굴복을 하니 이런 결과가 온다. 마음공부를 하든지 어떠한 방법을 적용해서라도 이를 극복할 수 있는 자신감을 찾아야만 한다. 병을 치유할 수 있다는 강한 자신감과 더 나아가서 병을 아예 무시할 수 있을 정도의 마음의 준비만 된다면 병은 순식간에 사라진다. 병은 힘이 없고, 무기력한 존재이기 때문이다. 한마디로 나약한 마음 앞엔 극성을 떨고, 강한 마음 앞엔 무릎을 꿇는 것이 병의 야비한 속성이다. 아주 졸렬하고 치사한 존재다. 더 이상 속을 필요가 없음을 알아야만 한다. 필자는 여러 번 경험을 하여 너무도 잘 아는 사실이다.

일곱째, 아예 병은 없다고 강하게 부정한다. 우리는 현실에서 병은 확인이 가능하기에 병은 엄연히 존재한다고 인정한다. 인정하니 사실상 병에서 쉽게 벗어나기가 어려워진다. 존재한다고 인정하기에 치유하려면 어떠한 물질, 물리적인 방법을 강구하여야만 한다. 약을 먹든지, 수술을 하든지, 깊은 산속의 약재를 이용하든지 간에 물질적인 방법을 이용한다. 당연히 병은 치유가 더디고 어려울 수밖에 없다. 그래서 병은 아예 없는 것으로 단정하여 치유한다는 것이다.

이러한 이론은 앞에서 모두 말했다. 신은 완전무결하기에 병이나 불행은 아예 없다고 말이다. 인간도 역시 신의 자식이기에 병이나 불행은 똑같이 없어야 한다는 논리다. 한마디로 완전무결한 존재가 인간이라는 사실이다. 이를 인정하고 믿음을 갖는다는 사실이 중요하다. 믿음이 생기면 생기는 만큼 병은 수월하게 치유된다. 또한 신은 선善이라 했다. 신에게는 악惡이 아예 존재를 안 한다. 악은 어디까지나 인간의 부정적인 마음이 만들어낸 결과물이다. 병과 불행은 악의 범주에 들기에 인간 스스로가 창조한 것이다. 신이 만든 선의 결과물만 존재存在에 들기에 병, 불행은 없다는 논리다.

원래 없는 것이기에 여태까지 마음을 적용하여 치유를 해왔고, 한마디로 사라지게 했다. 사라질 만한 이유가 있기에 사라진다. 생명처럼 영원불멸하다면 절대 치유는 불가능할 것이다. 영원불멸이기에 불가항력이다. 왜냐하면 생명은 신으로부터 부여받은 신의 성품이기 때문이다. 병은 신으로부터 부여받을 수 없기 때문에 영원과는 거리가 먼, 잠시 있는 듯이 보이다가 변화하면서 사라진다. 암이 됐든, 당뇨가 됐든, 혈압이 됐든지 간에 영원히 존재하는 병은 없는 것이다. 바로 인간의 부정적인 마음의 산물이기 때문이다.

실제로 병에 걸려있다는 사실은 우리가 악몽을 꾸고 있다는 얘기다. 꿈 속에서 집착하면서 허우적대고 있음과 같다. 꿈에서 깨어나면 악몽은 이미 다 사라지고 평온한 상태가 된다. 병이란 이와 같은 허상임을 알아야 한다. 따라서 깨우침만 있으면 병은 신속하게 사라진다. 신속히 사라지기에 실체가 없는 것이고, 존재할 만한 가치가 없는 무기력한 존재이기에 병은 없다고 해도 될 것이다. 깨우침이란 어떤 계기로 인하여 마음이 일변함을 말한다. 마음이 변하면 육체는 당연히 변한다는 사실을 우리는 알고 있다.『생명의 실상』을 보면 이런 사례는 수없이 많다.

여덟째, 육체는 느낌도, 감각도, 의식도, 성질도 없다고 했다. 그래서 통증이 있을 때 허리에는 신경도 있고, 인대, 근육, 신경, 혈액, 세포도 있지만 이들은 물질이다. 물질 자체는 아픔을 절대로 느낄 수 없다. 과연 물질인 허리가 아플 수 있을까? 아프다 하는 성질이 있는 것은 마음의 작용이라고 사념해본다. 허리가 아픈 것은 허리인 물질이 아픈 것이 아니라 허리에 있는 마음이 아픈 것이다. 육체의 이상은 쉽게 변화시키기가 어렵지만, 마음은 얼마든지 바꿀 수 있기에 아픈 마음 사라져라, 아픈 마음 사라져버리라고 몇 분이고 확언해주다 보면 서서히 통증은 사라진다. 이는 허리에 있는 주인인 마음이 평정을 찾아 안정되니, 자연 마음의 그림자인 육체인 허리는 변화하면서 치유가 된다는 이치다.

특히 필자는 위장을 대상으로 많은 실험을 했다. 위장은 신경이 예민한 곳이라 그런지 효과가 상상 외로 크다. 어느 때 소화가 잘 안 되고 속이 더부룩하며 짠한 증상이 있으면 시험 삼아 바로 조치를 취하지 않고 며칠이고 그대로 둔다. 10일 정도 되면 상태는 더 안 좋아진다. 은근히 걱정되기도 한다. 이때 위의 방법을 적용한다. 똑같이 위장은 물질이라 느낌, 감각, 의식, 성질이 없기에 아픔을 느낄 수 없는 것, 아픔은 단지 위장에 있는 마음이 아픈 작용을 한 결과일 뿐 물질인 위장은 절대 아플 수가 없다, 아픈 마음 사라지라고 10여 분 정도 사념(생각) 혹은 명상을 해준다. 그러면 믿는 마음이 폐부 깊숙이 스며드는 느낌이 든다. 이 느낌이 아주 중요하다. 이는 믿음과 확신의 마음이기 때문이다. 10여 분의 사념 한두 번으로 위장병은 완전히 사라진다.

그리고 간혹 속이 불편할 때면 위의 내용을 한번 정도 상기해준다. 그러면 믿는 마음을 확인하면서, 그러면 그렇지 하고 스스로에게 자문자답을 하듯이 신념화(자각)하는 행위를 해준다. 두세 번 하다 보면 아까보다 상태가 좋아짐을 느끼기에 몇 번만 더하면 이내 불편함은 다 사라진다. 이들 내용을 보더라도 우리는 모두 물질인 위장이 아프다고 당연히 생각하고 있다. 만일 물질인 위장이 아픈 상태라면 이런 식의 방법으로는 절대 아픔을 처치할 수가 없다.

하지만 이 방법이 가능한 것은 물질이 아닌 마음이 아프다고 하는 사실을 증명한다고 볼 수밖에 없다. 왜냐하면 위장에는 마음이 엄연히 존재하고, 위장은 마음이 만든 마음의 표현이라고 했지 않은가. 이런 현상이 확실하다면 위장이 불편하다고 해서 약을 복용하면 얼마나 효과가 나타날지 의문시된다. 위장에 있는 마음이 불편해서 아픔을 느끼는데 약이 아픈 마음에 얼마나 큰 작용을 할까. 아픈 마음을 얼마나 변화시켜줄까. 전혀 가능성이 없지 않을까? 심히 의심스럽다. 우리가 엄청난 무지와 착각 속에서 헤매고 있음이 드러난다. 우리가 약을 먹는 것은 물질인 아픈 위장,

상처 난 위장을 치료하려고 하기 때문이다. 약을 몇 번 복용한다고 해서 위장병이 쉽게 사라지는가? 아니 며칠 몇 달을 약을 복용한다 해서 위장병이 완전히 근치되는가? 따라서 약은 별반 효과가 없음을 말하여 준다. 중대한 오류를 범하고 있으면서도 뭐가 옳고 그른지 전혀 진실을 알 수 없는 어둠 속에서 헤매고 있다. 그래서 지금에 와서는 아예 "위장은 마음이다"라고 단언하기도 한다. 오히려 치유 효과는 더욱 좋아짐을 느낀다.

아홉째, 앞서 말한 치유 암시다. 이 방법이 가장 훌륭하다. 필자도 처음 공부할 때는 아무래도 이 내용들에 대한 신념이 충만하여 웬만한 초기 증세의 질병은 30분의 집중 암시 한번으로 치유하고는 하였다. 처음 시도하려는 분들은 적어도 30분 이상은 필요하고, 더 시간을 유지하면 더욱 좋다. 그래야만 무의식의 부정적인 의식이 송두리째 암시의 내용처럼 바뀌게 된다. 시간이 짧으면 효과는 별로 없다. 따라서 자연 우리 몸의 주인인 의식이 바뀌니 몸은 어쩔 수 없이 따라주어 건강 쪽으로 변화를 할 수밖에 없다. 오래된 만성병은 기질적인 영향이 있을 수 있으니 시간을 더 연장하여야 한다. 그리고 반드시 병을 치유해야만 한다는 강한 의식과, 치유 소망의 절절한 마음과, 의심 없이 순수한 믿음이 더해져야만 암시는 올바르게 작용하게 된다.

열째, 뒤에 나오는 용서와 참회다. 과거의 부정적인 마음이 현재의 병으로 나타난 원인 결과의 법칙이라고 말했다. 상대방의 부정적인 적대감이 병의 원인이기에 용서와 참회를 통하여 원인을 제어하거나 정화하면 부정적인 에너지가 정화되기에 병은 쉽게 사라진다는 논리다.

열한 번째, 뒤편의 마음 해독(사기 제어) 방법이다. 이 방법만 터득하여 적용한다면 우리는 병으로부터 상당 부분 거의 자유로워질 수 있을 것이다. 그리고 이 방법의 적용 범위는 병을 제외하고서라도 실로 방대하다. 우리의 일상생활에도 얼마든지 적용이 가능하여 트라우마, 콤플렉스, 잘못된 믿음, 우리 안의 무의식의 왜곡된 부정적 의식 찌꺼기 등을 수정하거나 해제할 수 있기에 우리의 의식과 정서에 엄청난 보탬이 될 수 있다. 한마디로 영혼의 순수함을 꾀하는 데 많은 보탬이 됨은 주지의 사실이다.

이렇게 여러 방법론을 말하였지만 병을 치유하다 보면 한 가지 방법만으로는 잘 안 될 때가 있다. 타성에 젖게 되기에 신념이 약해짐을 알 수 있다. 그래서 다양한 방법을 적용할 수가 있어야만 실패를 줄일 수 있다. 이들 방법은 한결같이 유용한 방법이다.

위의 내용들을 볼 때 열한 번째를 제외하고는 결국 신념의 힘이 중요하다는 사실이 드러난다. 신념은 우주의 에너지를 끌어 들이는 작용을 한다고 했다. 내 안의 잠재의식과 집합 무의식인 우주의 의식이 동조를 이루면 우주의 에너지를 끌어 들여 그 힘으로 자연 치유 능력은 극대화된다. 그 결과 병의 치유 속도는 상상을 초월하는 결과를 가져다준다. 필자의 치유의 경험은 대부분은 이 이론에 입각하여 이룬 결과다. 신념에 따라 육체는 변화한다. 물론 신념(깨달음)의 크기에 따라서 효과의 차이는 분명히 있다.

그리고 뒤의 내용에서 언급하는 사기 제어, 즉 마음 해독법은 더욱 중요할 수도 있다. 몸속의 해로운 물질들인 노폐물과 병의 원인인 부정적인 마음의 찌꺼기들을 마음만으로 제어할 수 있는 방법이기 때문이다. 무엇보다도 중요하며, 방법을 터득한다면 질병뿐만이 아니고 생활면에서도 실로 큰 힘을 발휘하게 되리라 함은 의심의 여지가 없다.

용서는 질병 치유의 위대한 힘이다

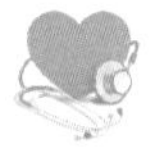

지금 나타나 있는 현상의 세계는 마음의 나타남의 세계이다. 유심소현ㅋ의 세계다. 불교에서는 일체유심조一切唯心造라 한다. 기독교에서는 씨 뿌린 대로 거둬들인다고 표현한다. 병이나 불행이 있음은 과거의 어두운 생각, 상념이 싹트고 자라나서 현재의 모습으로 나타난 결과다. 모든 현상의 원인은 과거의 마음이라는 사실이다. 인연과보因緣果報의 법칙을 따름을 알 수 있다.

전작 『마음이 통하는 치유의 기적』에서도 용서에 대한 내용을 말하였다. 우리가 용서를 한다는 것은 커다란 용기가 필요한 듯하다. 그 책에서도 용서는 용기라고 표현한 바 있다. 얼마 전 어머니가 병원에 입원하셔서 문병을 간 적이 있다. 70세 정도 되는 아주머니가 휠체어를 타고서 병원 복도에서 운동을 하고 있었다. 어디가 불편하세요 하니, 위장이 불편해서 입원 중이라고 한다. 짚이는 데가 있어 주변에 미워하거나 원망하는 사람이 있느냐고 물으니 그런 사람이 주위에 딱 한 사람 있다고 한다.

혹시 그 사람을 용서했는지, 아니면 지금도 미워하는 마음을 갖고 있는지 물었다. 대뜸 하시는 말씀이 왜 내가 그런 사람을 용서해야 하느냐고 되묻는다. 사모님의 위장병이 만약 그 사람 때문에 생긴 것이라면 치유하기 위해선 용서를 해주어야만 치유가 수월하게 될 텐데요라고 했다. 아주머니는 치유가 안 되어도 좋으니 절대 용서는 불가하다고 한다. 아니 그 사람 때문에 스트레스를 받고 병이 생겼다면 이중 삼중의 피해를 입는 것이 아니냐고, 거기서 벗어나려면 결국 용서를 해야 하지 않겠냐고 하니, 하시는 말씀이 내가 살면 얼마나 더 살겠느냐, 곧 있으면 죽을 텐데 절대 용서는 안 된다고 강하게 부정하신다. 그 사람은 주변의 한 부인으로서 다른 사람들에게도 피해를 주며, 맘고생을 시킨다고 한다. 그래도 조금이라도 도움이 되리라는 심정으로 대화를 시도했는데 의외의 대답이 온 것이다.

그렇다. 주변에는 이런 사람들이 의외로 많다. 왜 내가 그 사람을 용서해야 하느냐고 강하게 어필한다. 절대로 용서를 못 한다는 것이다. 용서하면 자존심이 상처를 입고, 그 사람에게 진다고 생각하는 듯하다. 평생 미워해야만 그것만이 복수할 수 있는 최선이라고 생각하는 사람들도 있다. 더불어 용서를 하면 잘못을 한 사람이 죄에서 벗어나 해방이 된다고 생각하는 것 같기도 하다. 오죽 상처가 심하면 그러겠느냐고 이해도 되지만 안타깝기 짝이 없다.

피해를 입어서 스트레스를 받고, 심지어 병까지 걸렸는데 용서는 안 된다 하니, 결국 그 사람의 그늘에서 벗어나지 못하고 질질 끌려 다니는 노예 아닌 노예가 되어있는 것이다. 여기서 벗어나려면, 아니 내가 살기 위해서라도 결국 용서를 해야만 한다. 용서를 하면 잘못을 저지른 사람으로부터 내가 해방이 된다. 내가 용서를 못 하는 대상은 내가 용서를 못 하는 것에 대해 상처를 받거나 괴로워하는 마음이 없다. 오직 나만이 괴로워하고 있을 뿐이다. 여기서 벗어나는 길은 결국 어렵더라도 대상을 용서하여 불편한 마음에서 벗어나는 길임을 알아야 한다. 따라서 용서라는 것이 말은 쉽지만 현실에선 너무도 어려운 과제가 아닌가 싶다. 그래서 용서는 용기라고 표현했던 것이다.

용서할 수 없는 마음은 스스로 마음의 벽을 쌓는 것이다. 대 생명의 지성으로부터 부여받은 사랑과 자비의 마음에서 격리되어 살리는 힘, 고치는 힘을 부여받을 수 없게 될 것이다. 당신은 영원히 불행의 늪에서 헤어날 수 없게 된다. 결국 우리가 용서하는 길은 스스로가 살기 위함이다. 나 자신을 살린다는 얘기다. 그러기 위해서는 적지 않은 힘이 들겠지만 용기를 내야 한다. 용기를 내지 않으면 용서는 불가능하며 용기 있는 자만이 용서를 할 수 있다.

참된 용서는 현명함과 지혜가 함께하는 용서이기 때문에 아무나 할 수 있는 일이 아닌 듯싶지만 우리는 용서를 위한 용기를 길러야 한다. 그것은 미래를 살기 위함이며 스스로가 자유로워지는 방법이다. 참된 용기는 용서다. 더불어 상대방에게 감사하는 마음을 가질 정도가 되어야 비로소 병의 원인으로부터 완전히 벗어날 수 있는 것이다. 대부분의 병은 스트레스에 의해서 오기에 스트레스의 원인인 마음의 찌꺼기, 마음의 응어리를 제거해야만 병은 치유가 된다. 용서와 감사의 마음으로 내면의 부정적인 요인들을 반드시 없애야 한다. 필자와 인연이 되어 마음공부를 하고 있는 분들의 얘기를 들어보면 이들 부정적인 마음이 해결되지 않으면 병은 치유가 안 된다고 이구동성으로 말한다. 이는 마음이 변하면 육체는 당연히 바뀐다고 하는 이치와 일맥상통한다.

우리는 불치병을 앓고 있던 절망적인 환자가 의식의 대전환으로 치유되고 하는 것을 간혹 볼 수가 있다. 물론 이때는 영적 신념의 변화가 큰 작용을 한다. 그리고 상대를 분노하고, 미워하고, 원망하는 마음이 없어질 때 병은 치유가 된다. 여기서 영화 『벤허』에 대해서 언급해보자. 치유에 대한 상징성이 크기에 이보다 더한 영향력이 있는 내용은 아직 접하지 못하였기 때문이다.

『치유 명상』(윤종모 저)에서 인용한 부분을 보면, 벤허는 뼈에 사무친 원수를 죽이고 통쾌하게 복수를 하였지만 마음속의 공허함은 지울 수 없었고, 손에는 여전히 보이지 않는 복수의 칼을 쥐고 있었다. 그는 허탈한 심정으로 예루살렘의 거리를 거니는데 옛날 자신이 노예선에 노예로 끌려갈 때 사막에서 물을 주었던 예수라는 젊은이가 십자가를 지고 가는 모습을 보고 그를 따라갔다. 벤허는 골고다 언덕에서 십자가에 매달린 예수가 자신의 손과 발에 못을 박는 병사들을 위해 기도하는 것을 듣고는 큰 충격을 받았다. "하나님 저들을 용서하여 주십시오, 저들은 자신들이 무슨 짓을 하고 있는지도 모릅니다." 자신의 살에 못을 박는 자를 위해 기도를 하는 것이 과연 가능한 일일까. 예수의 무한한 사랑과 자비심에 충격과 감동을 받는 순간 벤허는 자신의 손에 쥐어져 있던 복수의 칼이 스르르 손에서 빠져나가는 것을 느낀다. 그리고 바로 그때 문둥병에 걸려있는 벤허의 어머니와 여동생이 병에서 낫는 기적이 일어난다.

물론 영화의 한 장면이지만 이 내용은 분노, 미움, 원한의 감정을 갖는 상대를 결국 용서하여, 그로부터 부정적인 감정이 완전히 사라져야만 병은 치유가 된다는 사실을 시사한다. 예수가 자신의 몸에 못을 박는 병사들을 용서하는 모습을 본 벤허는 순간 큰 깨달음에 이르게 된다. 그 즉시 마음이 일변하였고 영혼의 얽매임 없이 자유로워졌을 때 어머니와 여동생의 병이 사라진 것이다.

용서의 예를 하나 더 보자. 남아프리카 공화국의 최초의 흑인 대통령이었던 넬슨 만델라는 인권 운동을 하던 중 반대파에 의해 종신형을 선고받고 27년을 감옥에서 수감 생활을 했다. 석방된 뒤 그는 자신을 감옥에 가둔 반대파를 척결할 수 있었지만, 용서는 영혼을 해방하고 공포를 없애는 가장 강력한 무기라고 말하며 용서를 했다. 350여 년에 걸친 남아프리카의 인종 분쟁을 종식시켰다. 세계인권운동의 상징적 존재가 되었고, 노벨평화상까지 수상했다. 그의 숭고한 정신세계를 보니 마음이 숙연해진다.

누군가를 분노하여 미워하고 원한을 품는 것은 자신이 독을 마시고 있는 것과 같다. 우리는 살아가면서 누구든 증오와 원망의 대상이 한두 명 혹은 그 이상 반드시 존재하리라 본다. 화를 잘 내는 사람은 50대 중반 이전에 심장병에 걸릴 위험이 그렇지 않은 사람보다 3배나 높으며, 심장마비에 걸릴 확률은 무려 5배나 높다는 보고가 있다. 원한이 모든 병의 원인이 됨은 자명한 이치다.

우리 주변을 살펴보자. 부부간의 갈등, 고부간의 갈등, 부모와 자식 간의 갈등, 친구와의 갈등, 직장의 상사와의 갈등, 이웃과의 갈등 등 수많은 요인들이 도사리고 있다. 이들로 인해서 불편한 관계가 오래 지속된다면 불행과 질병은 의당 올 수밖에 없다. 갈등 요인이 해결되지 않으면 병은 쉽사리 없어지지 않는다. 설령 어떻게 어떻게 해서 치유를 시켰다 해도 재발되거나 또 다른 병이 오기도 한다. 왜냐하면 원인인 부정적인 요인이 그대로 남아있으며, 내면에서 계속 작용할 수밖에 없을 것이기 때문이다. 따라서 여기서 벗어나려면 상대를 이해하고, 용서하고, 참회하는 수밖에 없다. 화해를 하여 사랑과 감사의 마음을 갖게 되어 조화를 이루면 갈등 요인에 의한 부정적인 에너지가 사라져 불행과 질병은 순식간에 사라진다. 그 사례로 광명회의 광명지를 보면, 마음이 바뀜으로 해서 수없는 난치병, 불치병들이 순식간에 사라짐을 알 수 있다.

심리 치료의 거장, 루이스 L. 헤어의 책을 인용해보자. 우리가 용서를 한다고 말하는 순간 치유의 과정이 시작되는 것은 사실이다. 과거를 놓아버리고 모든 이들을 용서하는 행위는 우리 자신의 치유를 위해서 꼭 필요하다. 모든 병은 용서하지 않으려는 상태에서 비롯된다. 아플 때마다 주위를 살펴보고 용서해야 할 사람이 누구인지 찾아볼 필요가 있다. 용서는 힘이 드는 일이지만 그 사람의 행위를 감싸주라는 것이 아니라 단지 모든 것을 포기하고 마음에서 내려놓으라는 것이다. 그래야지 용서가 가능하다는 이치다.

질병이란 무엇인가. 마음의 작용이 잘못되어 있다는 증거이며, 세상을 보는 마음이 왜곡되어 잠재의식에 그대로 축적되어 있다는 것이다. 축적된 부정적인 의식 에너지는 신체의 여러 장기에 직접적으로 영향을 준다.

에너지의 흐름에 미세한 부정적인 변화가 반복적으로 나타나게 되며, 이러한 생리적인 미묘한 변화는 혈액순환의 부조화, 신경호르몬의 균형 상태, 영양 상태, 전자 흐름의 변화로 이어지는 복합적인 기능에 영향을 미치게 된다. 그런 결과 면역력이 저하되면서 병이 나타나게 된다. 과거의 부정적인 요인이 오늘의 병을 만든 것이다. 원인은 과거의 부정적인 마음이요, 오늘의 병은 현상으로서 현실의 결과임을 보여준다. 이는 인과의 법칙을 그대로 증명한다.

지금 나타나는 현상의 세계는 마음의 나타남의 세계이다. 병이나 불행이 있음은 과거의 어두운 생각, 상념이 싹트고 자라나서 현재의 모습으로 나타난 결과다. 모든 현상의 원인은 과거의 마음이라는 사실이다. 그래서 질병 치유는 이들 원인인 부정적인 마음을 제어하거나 정화하여야 가능해진다. 마음이 바뀌어 정화되면 질병은 쉽게 치유된다. 바로 우리 마음의 태도의 변화에 따른다. 이는 유심소현의 법칙이 적용되는 당연한 귀결이다.

그러나 과거의 모든 아픈 경험은 이미 다 사라졌다. 과거는 더 이상 영향력을 행사하지 못한다. 오직 현재의 우리 생각, 상념만이 중요하다. 우리의 힘은 오직 현재에만 있을 뿐이다. 이 힘인 생각과 상념은 미래의 경험을 만들기 때문이다. 따라서 현상은 원인이 사라지면 바뀌게 된다. 현상, 즉 현재의 병 상태를 붙들고 있어서는 안 된다. 현상은 내면이 비춰주는 결과물이다. 우리는 대부분 흔히 현상만을, 병만을 붙잡고 쩔쩔매고 있다. 병을 보지 말고 그 내면의 병의 원인을 분석하여 근원을 제어하거나 정화해야만 한다.

육체는 마음의 그림자, 즉 생각, 상념의 그림자이다. 마음이 불안정하면 불안정한 상념이 비추어서 병이 된다. 반면 마음이 평온해지면 내면의 평화의 상념이 자연스럽게 육체에 스며들어 당연히 건강해지는 것이다. 과거의 부정적인 마음이 만들어낸 결과물인 병은 현재의 긍정적인 마음으로 다스려야만 다음 날에 치유의 효과를 볼 수 있기 때문이다.

지금까지의 내용은 용서에 대한 설명이다. 여기서 좀 더 부언해야 될 것 같다. 여태까지의 시각으로는 생각할 수 없는 새로운 차원의 얘기가 되리라 본다. 이는 뒷장의 염증 제어의 일환으로 설명하는(한 가지의 사건 사고는 그와 관련된 질병을 만든다.) 편에 나오는 내용이다. 우리는 스트레스가 대부분의 병의 원인이라는 사실을 알고 있다. 그래서 스트레스를 받으면 안 된다는 사실 또한 잘 알고 있다. 더불어 스트레스를 줄곧 받게 되면 우리 몸이 교란되어 병이 된다는 정도는 모두 인식한다.

여기서 좀 더 발전된 시각을 확대해보자. 과거의 어느 한 사건 사고의 트라우마가 그 나름의 질병을 만든다는 새로운 사실이다. 일테면 하나의 만성병 내지 고질병에는 각기 연결된 고유의 개별 트라우가 있다는 얘기다. 우리가 스트레스를 받으면 무의식의 기억 속에 모두 저장된다고 알고 있다. 저장된 스트레스의 부정적 에너지가 뇌 속에 가만히 있으면 좋으련만 불행하게도 해로운 영향을 미친다.

세계적으로 권위 있는 통합 의학자들은 이들 스트레스가 신경성 긴장 증후군을 만든다고 진작 발표한 바 있다. 달리 표현하면 스트레스 덩어리의 부정적인 에너지(격노, 분노, 슬픔 등)가 뇌 속의 마이크로 글리아 세포에 과잉 영향을 주게 되면 여기서 염증을 만들어 낸다는 것이다. 만들어진 염증은 뇌에서 명령이 가해지면 신체의 약한 부분으로 전달되어 통증과 질병을 만든다고 한다. 만약 염증이 무릎으로 전달되면 무릎에는 당연히 혈류량이 부족해지고 산소가 결핍되어 빈혈 현상이 오기에 통증이 수반되면서 병으로 진행된다는 이치다.

뒤에서도 여러 질병이 이것에 기인한다고 학자들이 발표하였다. 일테면 만성 허리 통증, 어깨 통증, 무릎 통증, 류머티즘, 고혈압, 편두통, 위장병, 과민성 대장증후군, 비염, 천식, 우울증, 공황장애, 파킨슨병, 루게릭병, 전립선염, 여드름, 어지럼증, 이명(귀울림), 습진, 피부병, 무좀, 빈뇨 등이 있다. 이들을 제외하고도 대부분의 만성병 내지 고질병은 아마도 이의 영향을 받을 것이다.

그래서 질병 중 몇 가지는 이런 내용과 연관 지어 필자 나름의 방법을 적용하여 완벽히 치유시킨 경험을 뒤에 수록하였다. 주요한 골자는 살아오면서 지금까지 겪은 모든 스트레스가 하나로 통합되어 나쁜 영향을 주는 것이 아니라는 사실이다. 하나의 질병은 각각 개별 사건 사고의 트라우마와 연결되어 만들어진다는 새로운 이론이다. 하나의 트라우마가 하나의 고유 질병을 만든다는 것이다. 그래서 그 질병과 관련된 원인인 트라우마 스트레스 덩어리의 에너지를 제어하거나 정화하면 이들 질병은 자연스럽게 치유가 된다는 이치다.

만약 무릎이 아프면 무릎과 관련된 과거의 트라우마가 있을 것이다. 정확히는 어느 사건 사고와 연결되어있는지 당연히 분간하기가 어렵다. 그동안 겪은 사건 사고가 수없이 많기 때문이다. 그래서 어느 사건인지는 생각할 필요 없이 무릎과 관련된 무의식의 사기라고 단순히 생각하면서 이를 제어해주면 된다는 것이 필자 나름의 방법이다. 무의식 속에 잔류하는 스트레스의 나쁜 에너지를 무의식의 사기라고 필자는 명명한다. 우리의 뇌는 신기하게도 무의식의 사기라고만 생각하여도 무릎과 관련된 어떤 유형의 사건 사고인지를 분명하게 인지한다. 이것은 놀라운 사실이며, 뇌에서는 이미 간파하고 있음을 보여준다.

그래서 무릎을 생각하면서 무의식의 사기여 사라져라, 무의식의 사기여 사라지라고 확언을 해주면 무릎과 관련된 사기인 부정적 에너지에 영향을 주어 정화되거나 제어되면서 결국 치유가 된다.(이들 내용과 방법론은 다음 장의 마음 해독 편에서 알 수 있다.) 한마디로 원인인 근원을 제거하는 방법이다. 이런 방법을 통하여 수년 된 무릎 통증, 어깨 통증, 더 오래된 무좀 증상이 완벽히 사라지게 했다. 그것도 수일 내로 말이다.

이런 경험을 하다 보니 자연스럽게 하나의 고유한 트라우마는 하나의 질병과 연관되어 있음을 점차적으로 알게 된다. 아직도 징후가 남아있는 13년 전에 생긴 비염이 어느 사건 사고와 관련 있는지를 분석하게 되었다. 비염과 관련된 사건을 추정하여 그 트라우마를 정화(뒷장의 트라우마 편 참조)하다 보니 치유의 효과가 나타남을 알 수 있었다. 뒤에서도 자세히 설명하였지만 비염과 관련된 정확한 하나의 사건이 있었다. 말하자면, 집안 문제를 놓고 동생들과 소통하는 데 문제가 있어서 스트레스를 받게 된 것이 비염의 원인이었다. 이 사건이 주범이 되어 비염 증세로 13년간을 고통스럽게 보낸 경험을 하였다는 것은 놀라운 사실이다. 하나의 질병은 하나의 트라우마와 연결되어 그의 영향으로 만들어진다는 결론에 이르렀다. 마침내 비염도 완전히 사라졌다.

그리고 이와 유사한 경험들을 더 하게 되었다. 어떤 만성병이 있거나,

설령 최근의 병이라도 치유가 잘 안 된다면 이를 의식하여 과거의 트라우마 혹은 현재 스트레스를 많이 받고 있는 진행형인 트라우마를 의심하여 적용해보면 상당히 유익하다. 대부분 서로 관련이 있음을 알게 될 것이다. 필자 자신의 질병에 대해서 분석하다 보니 이런 사실을 자연스럽게 터득한 셈이다.

만성병이자 고질병들이 그와 관련된 사건 사고와 심리적으로 반드시 연관돼 있다고 말하기는 어렵지만 필자가 이런 경험을 하였다는 자체만이라도 큰 의미를 부여하고 싶다. 물론 객관성은 떨어진다. 하지만 앞에서도 용서를 하게 되면 질병은 치유된다고 하였다. 이것은 두 가지가 서로 연관이 있음을 보여준다.

하나의 예를 들어보자. 우리가 흔히 알고 있는 고부간의 갈등은 수많은 부작용을 일으킨다. 피해를 보는 쪽은 아무래도 며느리 쪽이다. 수년간 갈등이 지속되면 불행과 병은 반드시 오게 된다. 이때 병은 아무리 치유해도 수월하게 잘 안 된다. 원인은 여기서 받는 스트레스이기 때문에 원인이 제어가 안 되면 사실상 치유를 기대하기는 힘들 것이다. 그러나 어떤 계기를 통하여 이해하고, 용서하고, 참회하게 되어 화해가 이루어지면 병은 순식간에 사라진다. 왜냐하면 병의 원인이 되는 스트레스 덩어리인 부정적 에너지가 사라지고, 그 자리에 화해의 긍정 에너지가 자리를 잡게 되기 때문이다. 따라서 질병 부위의 면역력은 당연히 정상화될 수밖에 없고, 그 결과 치유는 신속히 이루어진다. 마음이 일변하니 자연히 스트레스인 트라우마는 제어되거나 정화된다.

이때도 아마 뇌 속의 마이크로 글리아 세포에 과잉 영향을 주어 염증이 만들어져 병이 된 것이 아닌가 생각한다. 염증을 만드는 요인인 스트레스 에너지가 더 이상 잔류할 수 없기에 염증의 생성이 중단되었을 것이다. 정상적인 혈류가 병 부위에 다시 흐르게 되고, 긍정의 호르몬이 다시 생성되어 면역력이 회복되고, 자연히 병은 치유되는 것이 아닌가 하고 추측해본다. 대부분의 만성병들이 이와 같은 인과 관계가 있음을 어렴풋이 느끼게 된다.

그래서 용서하는 방법을 이용해야 하는데 용서하기가 정 힘들면 차선책으로 필자의 마음 해독법을 터득해서라도 여기서 벗어나야만 할 것이다. 문제가 있으면 반드시 답이 있지 않을까. 이런 사실도 있다는 점을 파악하여 좀 더 시각을 달리할 필요가 있다고 본다.

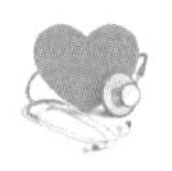

용서할 수 없는 마음은 스스로 마음의 벽을 쌓는 것이다. 대 생명의 지성으로부터 부여받은 사랑과 자비의 마음에서 격리되어 살리는 힘, 고치는 힘을 부여받을 수 없게 될 것이다. 당신은 영원히 불행의 늪에서 헤어날 수 없게 된다. 결국 우리가 용서하는 길은 스스로가 살기 위함이다. 나 자신을 살린다는 얘기다. 그러기 위해서는 적지 않은 힘이 들겠지만 용기를 내야 한다. 용기를 내지 않으면 용서는 불가능하며 용기 있는 자만이 용서를 할 수 있다.

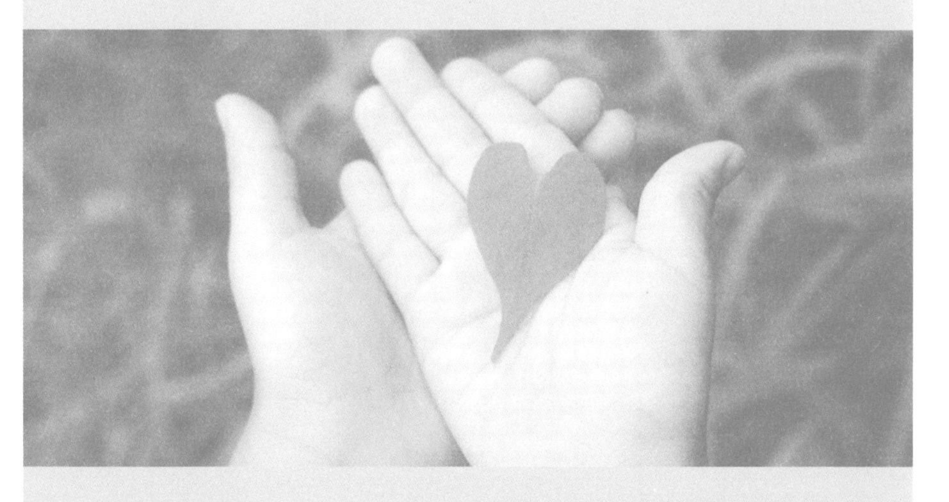

제4장

마음 해독으로 사기를 제어하자

우리의 육체나 병은 변하면서 사라지기에 결국 실체가 없다. 바로 색즉시공이다. 그러기에 병은 사라지라고 하면 사라지는 것으로 보면 된다. 실체가 없는 것이기에 언젠가는 사라져야만 하는 존재이기 때문이다. 역시 사기도 에너지로서 언젠가는 사라져야만 하므로 사라지라고 하면 사라질 수밖에 없는 것이다. 이것이 자연의 이치라고 필자는 감히 표현을 한다.

우리의 뇌는 오장육부의 사기여 사라지라고 하면 정확히
오장육부의 사기에 명령이 내려져 효과가 나타난다.

마음만으로 우리 몸의 불순물(독)이 해독된다

전작 『마음이 통하는 치유의 기적』에서 이미 발표했지만 그 중요성이 절대적이라 생각되어 다시 표현해본다. 우리는 살아가면서 체내에 여러 불순물, 즉 나쁜 이물질을 축적할 수밖에 없다. 식품으로 인한 유해물질, 환경적인 영향에 의한 유해물질, 약품의 독, 스트레스에서 오는 유해물질 등이 축적될 것이다. 특히 스트레스에 의한 부정적인 영향이 실로 심각함을 우리 모두는 익히 알고 있다. 우리는 수십 년의 생을 살아오면서 수많은 스트레스를 받아왔다. 오늘도 받고, 내일도 받고 그저 숙명처럼 작게, 크게 받아왔다. 그에 따라 우리 몸에 나쁜 이물질, 즉 병을 일으키는 독을 축적만 해온 셈이다. 일테면 어혈, 냉기, 요산, 젖산, 전자파, 중금속, 아드레날린, 코르티솔, 활성산소, 산성 체질, 트라우마, 콤플렉스, 잘못된 믿음 등 많은 부정적 요인이 있을 것이다. 이들을 통틀어 여기서는 사기라는 명칭을 써보자.

이들을 우리가 축적만 해왔지 어떻게 해서 우리 몸 밖으로 배출해야 하는지는 구체적으로 모르고 있다. 단순히 스트레스를 받으면 안 된다는 정도의 생각만 할 뿐이며, 그것이 병이 된다는 사실 또한 너무도 잘 알고 있다. 필자도 처음에는 사기 제어에 대해서 전혀 모르고 있다가 마음으로 병을 치유하면서 자연스럽게 그것을 터득하게 되었다. 병을 치유할 때 병은 원래 없는 것이기에 병은 사라져라, 사라져 버리라고 하여 병을 치유하였다고 하였다. 본래의 실체가 없고 아무런 힘도 없고 무기력하기에 사라지라고 하면 사라져야 하는 것이 병의 속성이다. 그동안 여러 질병을 이런 방법으로, 마음만을 이용하여 치유하여왔다.

그러던 중에 스트레스를 받게 되면 우선 머리가 아프게 되고, 오랫동안 과잉된 스트레스를 계속 받게 되면서 경험상 공황장애, 우울증의 증세가 오게 되었다. 이를 어떻게 처치해야 하는지 고심하다 보니 병처럼 사라지라고 하면 어떨까 해서 시도하게 되었다. 이들 질병은 머리 부분과 직접적인 관련이 있지만, 처음에는 머리 부분에 쌓여 있는 이물질이 어떤 부류의 불순물인지 알지 못했다. 단순히 나쁜 이물질이 축적돼 있을 테니 이를 사기라고 칭하였다. 그래서 시험 삼아 그저 사기여 사라져라, 사라지라고 수분 정도 반복 확언을 하니 머리가 아픈 것이 다소 진정되는 효과가 있는 듯했다. 여기에 힌트를 얻어 계속적으로 확언을 해주니 어느 정도 효과가 나타난 것이다. 이렇게 시작이 되었다.

여기에 탄력을 받아 경험하다 보니 모든 사기는 배출이 가능한 것으로 판단되었다. 고혈압이 있을 땐 어혈 사라져라, 어혈 사라져라 하고 10여 분 동안 반복 확언을 두 번 정도 해주면 최고혈압이 10 정도는 떨어진다. 소변보기가 불편할 땐 전립선의 사기 사라지라고, 사기 사라지라고 어느 정도 확언을 해주면 소변보기가 한결 수월해진다. 공황장애가 발작할 때는 머리에 축적된 사기여 사라져라, 사라지라고 10여 회만 해주어도 발작 증세가 조금씩 약해지기 시작한다. 몇 분만 더해주면 공황장애의 발작 증세는 이내 완전히 사라진다. 발작할 때마다 확언을 해주면 공황장애는 더 발생하지 않는다.

심지어는 각 장기에 축적된 사기도 제어가 가능해진다. 심장에 부담이 될 듯한 기분이 들면 심장의 사기여 사라지라고 하면 심장이 편해진다. 불안, 초조함, 긴장 등은 심장과 관련 있다는 것을 알게 되었고, 심장의 사기여 사라지라고 반복 확언을 10여 분 이상 해주면 불안, 초조, 긴장이 이내 사라진다. 폐도 기침이 많아져 걱정되면 폐의 사기여 사라지라, 사기 사라져라 하면 이내 기침이 멈춘다. 다른 장기들도 마찬가지다. 더욱이 한꺼번에 오장육부의 사기여 사라지라고 어느 정도 확언을 해주면 피부도 부드러워지고 몸의 컨디션이 많이 좋아진다.

이들 방법이 왜 가능한지는 불경의 표현을 인용하여 설명하겠다. 이 세상의 만물은 변화하며 결국 사라지기에 그것은 실체가 없다. 제행무상이다. 모든 물질은 영구히 존재하지 못하기에 영원과는 거리가 멀다는 뜻이다. 오직 영원불변함은 생명뿐이다. 영원불변하니 그 실체의 존재를 인정할 수밖에 없다고 불경에서는 말을 한다. 한마디로 실재實在한다는 뜻이다. 넓은 의미에서 생명, 영혼, 마음을 같은 의미로 해석하면 될 것이다. 이때 영혼은 양자역학에서는 영원히 사라지지 않는 미립자로서 존재한다고 이야기한다. 절대온도(−273.15℃)에서도 끄떡없이 존재하고, 진공 상태에서도 영혼의 미립자만은 사라지지 않는다는 것이다. 오직 생명만이 영원히 존재하는 실체라는 것이다.

쇠붙이, 돌, 물, 동물, 식물, 인간의 육체, 암 덩어리, 온갖 질병 등은 변화를 거쳐 언젠가는 사라져서 실체가 없기에 없는 것이라 말한다. 우리의 영혼, 즉 마음은 육체가 멸해도 육체에서 떠난 마음은 사라지지 않고, 마음의 에너지는 우주 대양의 어느 공간에서 영구히 존재한다. 그래서 생명만이 영원히 존속한다는 사실이 드러난다. 우리의 육체나 병은 변하면서 사라지기에 결국 실체가 없다. 바로 색즉시공이다. 색은 물질이요 공은 없다는 뜻이다. 즉, 물질은 없다는 이치다. 그러기에 병은 사라지라고 하면 사라지는 것으로 보면 된다. 실체가 없는 것이기에 언젠가는 사라져야만 하는 존재이기 때문이다. 역시 사기도 에너지로서 언젠가는 사라져야만 하므로 사라지라고 하면 사라질 수밖에 없는 것이다. 이것이 자연의 이치라고 필자는 감히 표현을 한다.

그리고 우리는 생명체로서 존재한다. 이 생명체는 마음과 육체의 결합체를 말한다. 바로 살아있음을 의미한다. 그러나 육체에서 마음이 분리되면 이미 죽은 목숨이다. 우리는 나라는 존재를 가리킬 때 마음을 나라고는 하지 않는다. 모두 육체를 나라고 한다. 그의 내면을 보면 의미심장함이 있다. 육체라는 존재는 마음이 없으면 존재할 수 없다. 마음이 없으면 홀로 설 수가 없고, 마음이 있어야만 육체로서의 존재감이 표현된다. 육체에서 마음이 떠나면 바로 시체가 된다. 육체라는 존재는 이런 것이다. 마음이 있으면 있고, 마음이 없으면 없는 것이 바로 육체다.

육체라는 단어 그 자체만의 순수한 의미는 마음이 빠져있는 상태를 말한다. 마음과 육체가 분리되었다는 가정하에서 말이다. 이때의 육체는 죽음을 의미한다. 바로 시체로 있든지, 아니면 자연의 원소로 회귀되어 있을 것이다. 육체 혼자서는 존재할 수가 없다. 즉, 육체만의 존재는 없다는 뜻이다. 그러니 육체라는 단어의 순수한 의미는 '없다'라고 해도 될 것이다. 바로 육체는 없다는 말이 성립된다고 말할 수 있다. "육체는 없다!" 육체 혼자서는 존재할 수 없기 때문이다. 따라서 육체가 없으면 육체에 기생하는 병도 의당 없다. 통증도 없는 것이 맞는다는 논리가 성립된다. 그러므로 육체에 있는 사기도 없음을 알 수 있다. 역시 사기도 없는 존재이기에 사라지라고 하면 사라진다. 반드시 사라질 만한 이유가 있기 때문이다.

양자역학에서도 분명 밝히고 있다. 물질을 보면 조직이 있고, 점점 작게 분리해보면 분자, 원자, 미립자 순으로 분리된다. 이 세상의 모든 물질이나 의식은 더 작게 분리하면 미립자의 단계에서 입자와 파동의 양면성으로 존재한다. 이때 미립자는 원자를 분리했을 때의 형태를 말한다. 원자보다도 더 작은 단계의 이들을 미립자(중성자+양성자, 전자) 혹은 소립자라고 표현한다. 원자핵이 중성자와 양성자로 분리되고, 전자는 파동을 치면서 중성자와 양성자 주위를 돈다. 이때 중요한 요인은 미립자 단계에서는 반드시 의식이 개입된다는 사실이다. 일테면 정보를 소유한다는 의미이다.

모든 미립자는 의식을 지니고 있기에 우리의 마음을 정확히 꿰뚫어보는 능력이 있고, 우리의 마음을 따라주는 그들만의 작용을 한다. 왜냐하면 모든 만물은 이미 성경에서도 밝혔듯이 창조주의 말씀, 즉 마음으로 만들어졌기 때문이다. 마음이 변형된 것이 말씀이기 때문이다. 인간의 마음도 어차피 창조주로부터 부여받았기에 창조주의 마음과 성질, 성격과 같을 수밖에 없을 것이다. 마음이 만물을 만들었으니 만물의 주인은 바로 마음이고, 모든 물질의 본질 근원은 마음이기에 자체에는 마음이라는 정보를 소유하고 있다. 그래서 만물의 주인인 마음이 병이나 사기를 사라지라고 하면 이것을 알아듣고서 어쩔 수 없이 사라진다는 논리가 성립된다.

모든 물질, 곧 쇠붙이, 돌, 물, 음식, 플라스틱, 식물, 동물, 육체, 암 덩어리, 병의 찌꺼기, 사기, 인간의 의식 등도 잘게 분석하면 미립자의 집합물이다. 이들은 한결같이 인간의 마음을 읽는 능력이 있다. 사람이 말하면 다 알아듣는다. 우리가 잘 알고 있듯이 물도 사랑한다고 말하면 육각수로 변하고, 원수 같은 물이라고 말하면 형편없이 일그러진 형태의 모습을 띤다. 일본의 물리학자 에모또 마사루가 이미 밝혀놓은 사실이다. 양파를 기를 때 꽃병에 넣고 사랑이라는 글을 적어놓으면 잘 자라고, 반면 증오한다고 하면 불량한 형태로 자란다. 수저도 구부러지라고 염력을 가하면 구부러진다. 시골의 농작물은 주인의 발자국 소리를 듣고 자란다 한다. 그만큼 정성을 다하면 잘 자란다는 의미일 것이다.

이러한 사실은 모든 물질에는 인간의 마음을 정확히 꿰뚫어 보는 능력이 있음을 보여준다. 이들 물질에는 인간의 마음을 읽는 그들 자체의 마음, 즉 정보가 있다. 불경에서도 산천초목 국토 실개성불山川草木 國土悉皆成佛이라 표현한다. 산이나 하천, 풀과 나무, 국토도 모두 불성이 깃든 부처라는 뜻이다. 이들 성경이나 불경의 심오한 이치는 양자역학에 의해서 이미 그 두꺼운 베일이 벗겨진 지 오래다.

그래서 병도 그 자체에 의식이 있기에 사라지라고 하면 사라진다는 결론이 나온다. 병의 미립자가 우리 마음을 정확히 읽기에 두려움과 공포에 떨면 이를 눈치 채고 병인 자신을 무서워하고 있구나 하고 그대로 받아들여 점점 병은 악화된다. 반면 어떠한 일이 있어도 반드시 이겨내야 한다는 강한 불굴의 신념이 있으면 당연히 치유되는 쪽으로 병의 미립자가 눈치를 채고 재빨리 방향을 바꾼다. 긍정적인 생각, 부정적인 생각에 따라 미립자의 전자 흐름의 방향이 바뀐다는 사실까지 현재 과학에 의해서 밝혀진 상태다. 이런 현상이 세상의 이치다. 이미 1900년대 초에 수립된 양자역학에서 밝혀진 해석이다.

여러분은 처음부터 이런 방법에 적응이 잘 안 될 수도 있다. 이런 사실을 공부한 적도 없고, 배운 적도 없고, 아예 생각조차도 하지 못하였기 때문이다. 적어도 우리 몸에서 이를 받아들일 준비가 되어야만 가능하리라 본다. 실망할 필요는 전혀 없다. 위의 내용들을 이해하려고 노력함이 무엇보다 중요하다. 이때 세심히 분석하여 원리를 파악하려는 마음가짐이 아주 필요하다. 바로 터득되기도 하고, 수일만 노력하여도 가능한 경우도 있고, 적어도 3주 정도 노력한다면 충분하리라 본다. 우리가 습관을 바꾸는 데는 보통 3주 정도 시간이 소요된다고 한다. 여기에도 깨달음이 작용하게 된다. 우리 몸의 세포에서 받아들이려면, 체질화가 되려면 조금의 노력은 아깝지 않다고 분명 말할 수 있다.

사기의 종류와 해독 방법

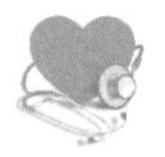

A. 활성산소

음식물을 섭취한 후 영양소를 산화하는 과정에서 우리가 호흡하는 산소 중의 2~5%가 활성산소가 된다고 한다. 그 외의 원인으로 환경오염과 화학물질, 자외선, 혈액순환장해, 과도한 운동이 있고, 그리고 제일 주목해야 할 요인은 바로 스트레스다. 이는 우리 몸의 세포막과 DNA를 손상시키며 노화를 일으키는 주범이다. 더불어 암, 동맥경화, 심근 경색증, 고혈압, 치매 등등 약 200여 가지 이상 질병의 주요 원인이 되는 유해 산소라 한다. 그리고 나이가 들수록 활성산소를 제거하는 황산화 물질은 오히려 더 적게 만들어진다 하니 노년으로 갈수록 더욱 유념해야 할 것이다. 모든 질병의 90% 이상이 활성산소의 영향이라 하니 특별한 관심을 가져야 함은 분명하다.

활성산소의 악영향(직접 경험)

a. 변비가 해소되다.

어느 날 역시 자다가 새벽에 깨서 잠을 설치기에 혹시 잠을 설치면 아무래도 스트레스가 쌓이게 되어 활성산소가 생기지 않을까 하는 생각에 활성산소여 사라지라고 확언을 수차례 해주었다. 아침에 예상 외로 변이 쉽게 해결되었다. 혹시 활성산소 제어 확언이 효과가 있었나 하는 생각이 들었다. 그다음에도 잠을 설칠 때마다 확언을 수회 해주어 매번 효과를 보았다. 이로써 변비의 원인이 완전히 활성산소의 영향이라는 사실을 깨달았다. 우리가 신경을 많이 쓰든지 스트레스를 받게 되면 통상 변비가 온다. 아마도 대부분 활성산소의 영향이라 보인다.

b. 피곤이 해소되다.

하루의 일과가 끝나면 피곤과 더불어 신경을 많이 쓴 결과 머리가 띵해지며 컨디션이 많이 저하된다. 이들도 활성산소의 영향이 크리라 짐작하여 활성산소여 사라지라고, 없어지라고 퇴근 후 운전하면서 10여 분 정도 확언을 계속 해주었다. 머리가 띵해지는 증세가 없어졌고, 어느 순간부터 상복부가 시원해짐을 느끼게 되었는데 이는 뇌신경과 위장신경이 직접적으로 연관되어 있다는 사실을 말해주는 것 같다. 노폐물, 즉 활성산소가 사라지니 자연히 위장까지도 그의 영향으로 시원해지는 것이 아닌가 하는 생각이 들었다. 피곤함도 거의 사라졌다.

c. 지겨움이 사라지다.

잠을 필요 이상 많이 자게 되면 간혹 지겨움을 느끼게 된다. 또 어떤 일을 반복적으로 이어서 하다 보면 지겨움이 온다. 이 현상도 활성산소의 영향이라는 사실을 알게 되었다. 역시 필요 이상으로 몸에 무리한 영향을 미치게 되면 우리 몸은 과잉 반응을 나타내는 듯하다. 관찰을 해보면서 활성산소가 원인이라는 것을 여러 번 경험했다. 이때도 활성산소 사라져라, 활성산소 사라져라 하고 반복 확언을 몇 분 정도 해주면 지겨움이 이내 사라진다.

d. 숙취도 활성산소의 영향이다.

술을 과음하고 나서 밤에 잠을 자다 깨면 속이 쓰리고, 배가 살살 아프기도 하며, 머리가 띵하며, 어찔어찔할 때가 있는데, 이때도 활성산소 제어 확언을 10여 분 이상 해주면 이들 숙취 증세는 감쪽같이 사라진다.

e. 속 쓰림 증세

필자는 몹시 신경 쓸 일이 있어서 스트레스를 여러 날에 걸쳐서 죽 받아왔다. 과중한 스트레스를 받게 되니 어느 순간부터 명치 부분이 쓰려오기 시작했다. 활성산소의 영향이라는 사실은 진작부터 알고 있었다. 역시 확언을 해주니 이내 증세가 없어졌다. 역류성 식도염도 같은 성격임을 알 수 있다.

f. 과식 후 속 부대낌

과식하고 나면 속이 부대낀다. 이 현상의 주범도 바로 활성산소다. 확언을 10여 분 이상 해주면 증세는 서서히 사라진다.

g. 감기 증세 때 인후 부분의 통증

감기가 오래가다 보면 인후 통증이 오는 경우가 종종 있다. 손으로 인후 부분을 만져보면 부운감도 느낄 수 있고, 목소리도 변형되고, 통증도 느껴진다. 여지없이 활성산소의 영향이다.

h. 운동 후의 팔다리 통증

등산을 하든지 다른 운동을 하게 되면 팔다리에 알이 배면서 가만히 있어도 뻐근함을 느끼며 쑤시고, 통증을 느낀다. 이때도 확인해보면, 물론 젖산의 영향도 있겠지만 오히려 활성산소의 영향임을 알게 된다. 활성산소 제어 확언을 해주면 이내 뻐근한 통증이 사라진다.

I. 구내염

일을 무리하게 하면 간혹 구내염이 생긴다. 특히 혀의 오른쪽 중간 부위에 상처가 나면서 통증을 느끼고 불편해진다. 처음엔 어떤 현상인지 몰랐기에 약도 복용하였지만 여러 날 치유를 하여도 증세가 쉽게 사라지지 않았다. 가만히 원인을 분석하면서 활성산소의 영향이 아닐까 해서 활성산소 사라지라고 확언을 수분 정도 해주니 바로 반응이 나타났다. 10분 정도 확언을 두 번 정도 해주니 하루 이틀 만에 증상이 완전히 사라졌다.

j. 공황 장애

이것 또한 활성산소의 영향이라 보인다. 한번은 코가 막혀서 답답함을 느끼다가 여기에 집착하다 보니 점점 더 답답함이 치밀어 올랐다. 불안감과 공포감이 엄습하자 금방이라도 숨이 멎을 것 같고 질식할 것 같은 고통이 찾아왔다. 처음에는 마사지, 기공, 암시 등도 해보았지만 효과가 없었다. 전부터 알고 있던 EFT(나쁜 감정과 기억을 지우는 일종의 심리치료기법)를 적용하니 답답함에서 겨우 벗어난 적이 있었다.

한참 후 심한 스트레스를 몇 달간 죽 받다보니 이 증세가 또 왔다. 코가 막혀 답답하고 숨이 막힐 것 같아 한마디로 미칠 지경이었다. 창문을 열어 놓고 스트레칭을 하고, 지압, 안마를 하여도 역시 증세는 변함이 없었다. EFT가 생각은 났지만 오랫동안 적용을 안 해서 방법이 생각나지 않아 책을 다시 찾아보려니 시간이 너무 걸릴 듯하여 포기하기로 했다. 순간 이 증세는 두뇌의 에너지 부조화의 결과가 아닌가 하는 생각이 들었다. 두뇌 부위를 생각하면서 곧바로 두뇌의 사기여 사라지라고, 없어지라고 강하게 여러 차례 확언을 해 보았다. 답답하고 불안하던 증세가 다소 약해지기 시작했다. 천만다행이었다. 여기에 힘을 얻어 몇 분을 더 시도하니 증세가 완전히 사라졌다. 의외의 성과였다. 이때 말로 표현할 수 없을 정도로 큰 희열을 느꼈다.

그런 후에도 여러 차례 이 증세가 왔다. 이제는 코 막힘이 아니더라도 스트레스를 많이 받아서 컨디션이 저하돼 있든지, 자다가 새벽에 깨서 잠이 들지 못할 때는 자주 자신도 모르게 갑자기 불안하고 답답함이 치밀어 오르는 것을 알 수 있었다. 이때 반사적으로 활성산소여 사라지라고, 없어져 버리라고 강하게 10여 회 정도 확언을 해주면 이내 증세가 가벼워졌고, 몇 분 정도 확언을 더 해주면 완전히 사라졌다. 증세가 나타날 때마다 확언을 해주니 어느 때부터는 이 증세가 아예 나타나지 않았다. 공황장애를 일으킬 만한 일정한 양이 축적된 활성산소가 제거되니 더 이상 증세가 나타나지 않는 것으로 생각된다. 처음에는 사기 제어를 시도하여 처치하였지만 분석해보니 활성산소의 영향이라는 사실을 알게 됐다. 그래서 활성산소만 적용했다. 그 후 이것이 트라우마의 부정적인 에너지의 영향으로 뇌에서 발생하는 염증과 관련이 있다는 사실을 알게 되었다.

k. 중독 증상

중독에는 노름, 섹스, 마약, 알코올, 담배, 게임 중독 등 많이 있을 것이다. 이 중독 현상도 활성산소의 영향이 아닌가 싶다. 필자도 술을 많이 마시지는 않지만 비교적 좋아하는 편이다. 여러 날 마시다 보면 으레 시간이 되면 술 생각이 나고는 한다. 며칠이고 술을 마시다 보면 바로 간장에 부담이 옴을 느낀다. 한번은 아무래도 습관적으로 술 생각이 나는 것은 활성산소의 영향이 아닌가 하는 생각이 들었다. 술 생각이 들 때 활성산소여 사라지라고 10여 회 정도 확언을 해주었다. 바로 효과가 있는 듯하여 몇 번을 더해주니 감쪽같이 술 생각이 사라졌다. 이런 경험을 여러 번 하게 되었다. 그리고 중독 증상이라 느낄 수 있는 경험을 할 때 적용을 해보면 효과는 반드시 나타난다. 속단을 하기는 그렇지만 충분히 가능성이 있다고 여겨진다.

필자의 큰아들이 담배를 피워서 상당히 신경을 쓰게 되었다. 스스로 끊으려고 시도도 하였지만 번번이 실패한 것으로 알고 있었다. 이번에는 친구들과 내기를 하고서 끊으려 시도한다고 했다. 몇 마디 충고를 해주면서 아마도 금단현상은 활성산소의 영향일 듯하니 때가 되면 활성산소여 사라지라고 확언을 해주라고 하였다. 도중에 피부가 가려워서 어느 정도 고통은 있었지만 금단현상을 스스로 제어하였다. 결국 담배를 끊었고 몇 년이 지난 상태이다. 크게 다행이라고 여긴다.

이렇게 활성산소의 폐해를 예로 들었지만 활성산소가 질병의 90% 이상에 관여한다니 실로 대단히 중요한 물질임에는 틀림이 없다. 이러한 나쁜 물질을 단순히 마음만으로 처치할 수 있다면 더없이 다행한 일이 아닌가 한다. 그리고 그만큼 중요한 물질이기에 크게 비중을 두어 대처해야 함은 분명한 사실이라 보인다. 더불어 하루에 적어도 10여 분 정도 활성산소 제어 확언을 꾸준히 해준다면 우리의 건강에 더 큰 보탬이 되리라 본다.

B. 어혈

이는 한마디로 죽은피를 말한다. 혈액에 콜레스테롤, 중성지방, 혈전, 각종 찌꺼기 등이 포함된 것이다. 주요 원인은 냉증, 과식, 스트레스 등이다.

혈관에 콜레스테롤이나 중성지방이 쌓이면 혈관이 가늘어지고 막힐 수도 있다. 나이가 들면 혈관 벽의 탄력성이 줄어들어 혈관이 좁아질 수밖에 없다. 이들 영향으로 나타나는 가장 큰 문제가 고혈압이다.

a. 고혈압

평시에 신경을 많이 쓰면 혈압이 높아지는 경우도 있지만, 보통 최고의 혈압은 통상 130~140 정도로 나타난다. 아마 40대 이후로는 120 이하로 내려간 기억이 별로 없는 듯하다. 혈관 속에 붙어있는 노폐물과 혈액 속의 어혈을 제거한다는 뜻에서 어혈 사라져라, 어혈 사라지라고 하루에 한 번 정도 10여 분 동안 수일간 확언을 해주면서 최고혈압이 120 이하로 내려감을 알 수 있었다. 왼쪽이 103에 74, 오른쪽이 116에 84가 나왔다. 며칠 후 다시 재보니 왼쪽이 108에 82이고, 오른쪽이 112에 84라는 수치가 나왔다. 의외의 결과였다.

수시로 어느 정도만 어혈 정화에 신경을 쓴다면 혈압의 안정에 큰 도움이 되리라 본다. 혈액의 정화가 혈압에도 상당한 영향을 미치어 긍정의 결과를 보여준 것이라 생각된다. 어차피 콜레스테롤, 중성지방, 혈전 등도 잘게 쪼개면 최종 단계는 미립자이다. 이들 미립자는 우리의 마음의 작용에 의해서 좌지우지되어야만 하기에 이렇게 혈압도 조절이 가능한 것이다.

정화 방법은 사기 제어 방법과 동일하다. 혈관 속의 혈액을 생각하면서 어혈(콜레스테롤, 중성지방, 혈전, 각종 찌꺼기)이여 사라져라 사라지라고 계속적으로 반복 확언을 하면 된다. 그리고 전신의 혈관 속의 노폐물도 사라지라고 말이다. 방법론의 이치는 사기 제어 방법과 동일하다. 지금도 어쩌다 혈압을 재보면 130 전후를 유지한다. 다소 염려돼서 확언을 10여 분 정도 해주면 다시 120 정도로 내려감을 알 수 있다. 꾸준히 해주면 좋을 텐데 게을러서 탈이다.

현재 우리나라에서 고혈압으로 고통 받고 있는 사람이 약 800만 명이나 된다고 한다. 그중에 약을 먹어도 혈압 조절이 잘 안 되는 사람이 100만 명이 된다 하니 놀라운 사실이 아닐 수 없다. 혈압도 뒤편에서 말하는 염증과 관련이 있다고 이미 밝혀진 바 있다. 결국 스트레스의 영향이 주된 원인이다. 스트레스의 부정적인 에너지만 정화하거나 제어해 준다면 의외로 쉽게 치유됨은 자명한 사실이다. 원인을 다른 데서 찾으려 노력하면 상당히 유익함을 가져다 줄 것이다. 시각을 달리한다면 건강 도모에 결정적 역할을 하리라 기대해본다.

b. 허리 통증

살아가면서 허리가 뜨끔하고 다치는 경우는 대부분의 사람들이 일반적으로 겪는 증세다. 허리를 다치게 되면 조금만 있으면 주위의 근육들이 긴장되면서 굳어지게 된다. 이때 통증이 수반되고, 별다른 조치를 취하지 않으면 2~3일만 지나도 벌써 골반과 다리 근육에 영향을 미친다. 그렇게 되면 혈액 순환은 자연 불량해질 수밖에 없고 당연히 어혈이 허리에 모이게 된다. 경험을 해보면 어혈이 문제라는 것이 확인된다. 허리를 다쳤을 때 보통은 부황을 뜨든지, 그곳에 사혈을 해주게 되면 허리 아픔이 완화되는 것을 알 수 있다. 바로 어혈이 어느 정도 제거되니 나타나는 현상이라 생각된다.

여기에 힘을 얻어 어혈 제어 시도를 해보았다. 20~30분 정도 허리에 있는 어혈이여 사라져라, 사라지라고 확언을 해주었다. 그때 당시는 아픔에 별다른 변화가 없었지만 다음 날 활동을 하는데 어제보다는 많이 부드러워졌다. 어혈이 일부 사라지니 통증은 금방 사라지지 않고 서서히 가벼워지는구나 하는 느낌을 받았다. 그래서 남아있는 어혈을 제거해주면 되리라고 판단하여 10여 분 더 확언을 하였다. 역시 다음 날에 많이 가벼워졌다. 약간 통증이 남아있어서 어느 정도 확언을 더 해주니 증세가 완전히 사라졌다. 어혈이 제거되니 혈액 순환이 원만해졌으리라고 짐작한다. 굳어있는 근육들도 풀어지면서, 요추를 지지하던 인대도 정상으로 회복되니 자연히 통증이 사라진 것이라 생각된다. 이런 경우에 여러 번에 걸쳐서 효과를 보았다.

지금은 뇌에서 발생하는 염증의 결과로 허리의 통증이 주로 나타난다고 판단하고 있다. 필자는 수시로 허리가 뜨끔하여 여러 번 고통을 받아왔다. 다행히 젊은 시절 카이로프랙틱의 기술을 터득하여 수월하게 치유를 하여왔다. 최근에는 트라우마에 의한 염증과 관련이 있다고 알게 되어 통증이 나타날 때마다 10여 분 정도 염증 제어를 해주면 통증이 가볍게 사라진다. 몇 번 이와 같은 경험을 하다 보니 더 이상 뜨끔하면서 허리를 다치는 경우는 없는 듯하다. 그렇다면 이 현상도 역시 스트레스에 의한 영향이 주된 요인이라 여겨진다.

c. 손 저림, 발끝 저림

이때도 어혈이 원인임을 경험해보면 알 수 있다. 혈액 순환이 제대로 안 되니 당연 손이나 발끝이 저릴 수밖에 없는 것이다. 손이 저릴 때 요통 때와 마찬가지로 어혈 제어 시도를 10여 분 하였다. 몇 시간 지나니 저림이 반감됨을 느꼈다. 효과가 허리보다는 비교적 빠르게 나타났다. 한 번 더

손의 어혈, 즉 콜레스테롤, 혈전, 중성지방, 혹은 찌꺼기들과 모세혈관의 이물질들이 다 사라지라는 확언을 10여 분 더해주었다. 다음 날 보니 많이 좋아졌다. 마지막으로 확언을 더해주니 손 저림 현상이 완전히 사라졌다. 역시 어혈이 문제였다는 것을 확인하는 계기가 되었다.

역시 지금에 와서는 저림 현상도 거의 100% 뇌에서 발생하는 염증의 결과로 나타난다고 본다. 트라우마의 사기가 원인이라고 판단하여 트라우마 사라져라, 트라우마 사라져라고 10분 정도만 정화하여도 손발 저림 증상은 가볍게 사라진다. 뒤편에서도 말하였지만 모든 트라우마가 한꺼번에 사라지라고 정화를 하였다. 그래서인지 몇 달이 지났지만 아직은 저림 현상이 더 나타나지 않는다.

d. 옆구리 결림(담 결림)

역시 앞의 손 저림 증세와 같이 어혈이 문제였다. 똑같이 처치를 해주면 된다. 잠을 잘못 자면 목에 통증이 오는 경우도 마찬가지다. 이같이 혈액순환이 안 돼 어혈이 모이면 우리 몸은 통증을 일으킨다는 점을 알 수 있다. 어혈이 모든 병의 원인임은 누구나 잘 알고 있는 상식이다. 어혈의 제어도 항시 염두에 두어야 함은 당연하다고 본다. 어혈도 엄연히 사기 속에 포함된다. 또한 어혈의 비중이 너무도 크기에 별도로 해석할 필요가 있을 것이다. 따라서 옆구리 결림이나 담 결림 현상도 저림 현상처럼 대부분 뇌에서 발생하는 염증이 원인이기에 트라우마 정화를 해주면 감쪽같이 사라진다.

그 외에 냉기, 젖산, 요산, 정전기, 전자파, 중금속, 트라우마 등의 사기 역시 위와 같이 그때그때의 상황에 따라 분석하여 적용하면 될 것이다.

질병을 통해 살펴보는 사기(邪氣)

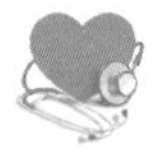

A. 우울증

가을이 오면 전에는 느끼지 못하던 현상이 나타난다. 아침에 일어나면 왠지 모르게 무기력해진다. 몸은 축 처지고 나른해지며 의욕도 없다. 오늘 하루를 어떻게 보내야 할지 걱정이 시작된다. 이런 이상한 현상을 거의 하루 종일 느끼고는 하는데, 이렇게 하루하루를 살아가야 하는 것이 아무 의미도 없는 것처럼 느껴지기도 한다. 한 달여에 걸쳐서 증세가 계속 나타난다. 가을은 남자의 계절이란 말 때문일까?

이런 증세는 두뇌와 연결되는 것이 아닐까 하는 판단이 선다. 오랫동안 심한 스트레스에 의한 영향으로 아무래도 두뇌 부분에 불필요한 이물질, 즉 사기가 축적이 되어 위와 같은 나쁜 현상이 나타난다고 보인다. 이 방법, 저 방법을 적용하여도 효과는 없었다. 고심 끝에 두뇌의 사기여 사라지라고, 없어지라고, 두뇌 깊숙이까지 박혀있는 사기뿐만 아니라 모든 이물질은 없어지라고 확언을 시도하였다. 잠자기 전에 5분여 정도 해주다가 잠이 들었다. 새벽 3시에 잠에서 깨어나니 머리 부분이 시원하고 상큼한 기분을 느낄 수가 있었다. 기대되는 바가 있어 아침에 다시 10여 분 정도 두뇌 사기 제어 확언을 해주었다. 역시 시원해지며 상큼한 기분이 들어 매우 좋았다.

출근 준비를 하는 도중에 확인을 해보니 전 같으면 무기력한 상태여서 아무런 의욕도 없을 텐데 왠지 모르게 힘이 생기면서 의욕도 솟아올랐다. 그러자 하루의 일과가 기대되면서 긍정적 생각들이 떠오르면서 심리적으로도 고무됨을 느꼈다. 그다음 날도 마찬가지의 컨디션이 이어졌다. 이후 확언을 며칠 더해주니 우울증 증세가 완전히 사라졌다. 그리고 병행해서 두뇌의 어혈 제어를 해주면 비슷한 효과를 볼 수 있을 것 같다. 이런 증세는 스트레스를 오래 받게 되면 자연스레 생기는 현상이 아닌가 생각한다.

일테면 스트레스를 많이 받다 보면 아드레날린, 코르티솔, 활성산소 등이 축적되면서 뇌의 혈관이 수축되고, 체내의 노폐물로 인해 뇌의 혈액순환이 부조화를 형성한다, 아무래도 비정상적인 상태가 될 것이다. 필요한 세로토닌 등의 호르몬 생성이 방해되어 부족해지니 우울증이 생기지 않나 싶다. 이들 불량한 물질을 제어해주는 것이 관건이 아닐까 싶다. 주요 증상으로는 무기력함과 의욕 상실을 들 수 있다. 이는 우울증의 핵심 증상이다. 삶에 대한 의욕 상실, 우울감, 불안감, 염세적 성향, 수면 부족 등 이런 상태가 2주 이상 지속되면 우울증으로 진단된다고 한다. 그리고 지금도 간혹 가다 아침에 일어나면 무기력함을 느끼는 경우가 있다. 즉시 사기 제어를 5~10분 정도 해주면 감쪽같이 사라진다.

우리나라의 성인 중 약 10~20%가 이 증세를 경험하고 있다고 한다. 사회적으로도 큰 문제를 야기하는 심리적 질병 중의 하나다. 최근에 유명 인사들이 이 우울증의 증세로 생을 달리한 경우가 있었다. 게다가 이 증상은 뇌세포와 연관이 있기에 치매의 원인이 되고 있다. 이런 불미스러운 현상이 해결된다는 것은 상당히 중요한 일이라 생각된다. 이 증상도 염증과 관련이 있다는 보고가 있다.

B. 감기

감기는 백 가지 병의 원인이라고 한다. 이 말의 뜻을 필자의 경험으로 유추해보면, 감기에 걸리면 그 기운이 이미 오장육부의 전 장기에 침습하게 되고 그 기운이 나쁜 영향을 끼치므로 감기 치유가 잘 안 되어 다른 장기에 영향을 줌으로써 질병의 원인이 된다는 것이다. 치유 방법은 단순히 오장육부의 사기여 사라져라, 오장육부의 사기여 사라지라고 반복 확언만을 해주면 된다. 오장육부에 감기 기운이 침습을 하였기 때문이다.

감기 초기에 코가 막히고 콧물이 흘러나올 때는 대략 1~2분만 오장육부의 사기 사라지라고 반복 확언을 해주면 금세 증상이 사라진다. 이미 진행된 상태에서는 15~20분 정도 확언을 해주면 바로 사라지기도 하고, 몇 시간 지나서야 없어지기도 한다. 때에 따라서는 잠을 한숨 자고 나면 없어지기도 한다. 항시 상황이 같지 않다는 것을 알 수 있다. 이렇게 했는데도 효과가 없다면 냉기 제어를 10여 분 같이 해주면 효과를 보게 된다. 감기는 어차피 냉기의 영향을 받기 때문에 아직도 몸에 냉기가 많이 남아 있다면 제어를 해줄 필요가 있는 것이다. 지금까지 수없는 경험을 하였지만 거의 대부분 효과를 보았다.

우리의 뇌는 오장육부의 사기여 사라지라고 하면 정확히 오장육부의 사기에 명령이 내려져 효과가 나타난다. 이런 현상은 우리 마음과 몸의 신비한 메커니즘이라고 표현할 수 있을 것이다. 마음의 무한한 역량, 즉 무한한 힘을 말하는 듯하다. 현대의학에서 아직도 감기 치유는 역부족이다. 마음법을 이용하면 의외로 쉽게 처치가 된다.

C. 전립선의 사기 제어

나이가 들면 누구든지 세포의 생리적 기능이 저하되기 때문에 신경계나 내분비 계통의 활성도가 떨어지고 인체의 전반적인 부분이 취약해지기 마련이다. 소변 기능도 또한 자연적으로 저하된다. 소변이 자주 마렵다든지, 아랫배에 힘을 주어야 가능한 경우나 소변 줄기가 가늘어지는 증상이 그러하다. 또한 소변을 참지 못하는 증상, 소변을 보고 난 후에 방울방울 떨어지는 증상, 자다가 일어나 소변을 여러 번 보는 경우가 나타난다.

필자의 경우는 우선 소변을 자주 보게 된다. 잠을 자다가도 일어나 두세 번 소변을 보는 것도 문제다. 더 문제가 되는 것은 소변 줄기가 약해지고 힘을 주어야지만 가능한 경우가 발생한다는 점이다. 원인을 정확히 알 수는 없지만 이는 일반적으로 전립선의 비대를 야기한다. 전립선은 방광 밑에 위치하여 요도관을 감싸고 있기 때문에 전립선 비대가 생기면 요도관에 압박을 주어 협착이 되니 자연 소변보는 데 영향을 주게 된다. 간혹 가다 소변보기가 힘들어지면 역시 전립선의 비대가 아닐까 생각되어 그

때마다 전립선의 사기여 사라지라, 사라지라고 반복 확언을 10여 분 정도 해준다. 다음 날도 똑같이 해준다. 이렇게 두세 번 정도만 해주어도 소변 줄기가 어느 정도 강해지고, 힘을 덜 주어도 소변을 용이하게 보게 된다. 이 효과는 몇 달 지속된다.

여기서도 전립선의 사기는 정확하게 분별할 수 없지만 일반적인 어혈, 활성산소, 냉기, 요산, 젖산, 정전기 등등 그 외의 불순물 들을 말할 수 있을 것이다. 그리고 어혈은 그 비중이 크기에 별도로 전립선의 어혈이여 사라지라고 더불어 확언을 해주면 그만큼의 효과가 나타난다. 전립선의 혈관 사기도 제어해주면 된다.

D. 심장의 사기 제어

우리가 힘든 노동을 하든지 심하게 운동을 하고 나면 숨이 멎을 것 같고, 가슴이 답답하고 턱턱 막히는 기분이 드는 경우가 있다. 나이가 들면 이런 경우 심장에 부담이 가지 않을까 은근히 걱정되기도 한다. 이때도 심장을 의식하면서 심장의 사기여 사라져라, 심장의 사기여 사라지라고 반복 확언을 해주면 된다. 5분 여 정도만 해주면 벌써 심장은 편안함을 느끼기 시작한다. 몇 분만 확언을 더 해주면 이들 심장의 부담은 이내 다 사라진다. 이런 확언을 몇 번만 더해주면 심장의 부담은 별로 느끼지 못할 정도로 심장이 튼튼해짐을 알 수 있다.

일반적인 경우 평소에 중요한 일이라든지 긴박한 일이 있을 때 누구든 긴장되면서 마음이 초조해지고 불안감에 놓이게 된다. 나이가 들수록 이런 현상은 더 심해진다. 노화의 과정이 아닌가 싶다. 이럴 때 심장 사기 제어를 10여 분 이상 해주면 심장의 긴장과 초조함, 불안감이 해소되면서 상당히 평안한 상태를 맛보게 된다.

그리고 나이가 들면 대부분 목소리가 쉐쉐 하며 많이 가라앉는다. 목소리가 작아지면서 상대방이 잘 알아듣지도 못하는 경우가 많아진다. 심하면 말할 때 침이 튀어 나오는 경우도 있고, 목 주위가 빨갛게 충혈되기도 한다. 물론 기력이 떨어진 때문이지만, 의학계에서도 이미 심장의 박동이 약해지면 이런 현상이 생긴다고 말하고 있다. 이때도 역시 심장의 사기 제어 확언을 해주면 이내 목소리가 살아남을 알 수 있다.

그리고 심장 부근이 뻐근하든지 뜨끔뜨끔하면서 느낌이 안 좋을 때도 심장의 사기 사라지라고 확언을 해주면 된다. 더불어 심장은 많은 혈관이 분포돼있기에 심장 혈관 사기 사라지라고 확언을 해주면 혈관과 관계된 증상이 이내 사라진다.

E. 간장의 사기 제어

우리가 피곤해지면 간장과 관련이 있다는 것은 누구든지 알고 있는 사실이다. 때로는 눈이 시큼시큼하면서 피곤함을 크게 느끼기도 한다. 이때도 여지없이 간장의 사기 제어 확언을 해주면 이내 피곤함이 사라지고 만다. 흔히 얘기하는 차멀미나 배 멀미도 알고 보면 간장과 관련됨을 알 수 있다. 그리고 몸살이 나서 팔다리가 쑤시는 경우도 역시 간장하고 직접적인 관련이 있다. 적절하게 간장 사기 제어를 해주면 역시 이들 증상들도 사라짐을 알 수 있다.

그리고 술을 여러 날 이어서 마시게 되면 제일 염려되는 것이 간장 기능이다. 아니나 다를까 피곤함을 많이 느낀다. 간장 사기 제어를 10여 분 이상 하루에 한두 번 정도 2~3일 정도만 해주면 무난히 해결된다.

F. 폐의 사기 제어

필자는 새벽에 일찍 일어나 글을 쓰든지 책을 보고는 하였다. 전에 비염이 있을 때에는 감기를 달고 살았다. 비염이 치유된 후에도 새벽에 일찍 일어나면 아무래도 찬바람을 많이 접하기에 비교적 감기 기운이 자주 온다. 폐의 사기 제어를 10여 분 정도 3~4회 해주니 감기에 많이 강해짐을 느낀다. 감기가 살짝 오는 듯하다가도 조금 있으면 이내 감기 기운이 사라져 버린다. 그동안 폐에 나쁜 기운이 얼마나 축적되어 있었으면 이런 현상이 나타날까 하는 생각이 들었다.

어떤 연유로 기침이 계속 많이 나오는 경우가 있다. 이때도 폐에 사기가 축적되어 그런가 싶어 사기 제어를 해주면 사라진다.

간혹 가다가 입안이 마르는 증상, 즉 침이 부족해지는 현상을 느낀다. 노인들에게 이런 현상이 자주 나타난다. 이때 자연히 물을 찾게 된다. 특히 자다 일어나면 이런 현상이 자주 나타난다. 이때에도 폐의 사기 제어를 해주면 이런 현상이 감쪽같이 사라진다.

G. 신장의 사기 제어

평소에 다친 일도 없고 허리가 삐끗한 일도 없는데 자고 나면 허리가 뻐근한 경우가 종종 생긴다. 이럴 때는 신장이 약해져서 생기는 통증이 아닌가 하고 생각되어 신장의 사기 제어를 어느 정도 해주면 증세가 사라지는 것을 경험한다. 신장은 뼈를 관장한다는 말이 있어서 그런지 특히 이빨이 시려 음식을 먹기 어려울 때 역시 신장의 사기 제어를 해주면 증세가 바로 없어진다.

그리고 간혹 가다가 어지러울 때가 있는데 이때도 신장의 사기 제어를 해주면 효과를 빠르게 본다. 그리고 기력이 떨어지는 현상이 나타나는데 이는 원기가 떨어지면서 나타나는 현상이라고 한다. 이때도 신장을 생각하면서 원기 보충되라고 의념을 수분 정도만 해주어도 기력이 회복됨을 느낀다. 더불어 신장에는 많은 혈관이 분포되어 있어 혈관의 사기 제어를 해주면 아주 유익할 것이다. 특히 신부전 환자들에게 큰 희망을 줄 수 있지 않을까 기대를 해본다.

H. 혈관 청소

혈관의 길이는 대략 50만km나 된다고 한다. 심장에서 나간 피가 다시 돌아오는 데는 약 40초가 걸린다 하니 놀라운 사실이다. 혈관에는 세월이 흐르고 나이가 들다 보면 이물질이 많이 끼며 혈관이 가늘어지는 현상이 생긴다. 그리고 혈관의 탄력이 당연히 줄어든다. 특히 동맥의 죽상경화증은 콜레스테롤, 중성지방 등에 의하여 동맥 안이 좁아지면서 딱딱하게 굳어지는 것을 말하는데, 이를 동맥경화증이라 표현하고, 나이가 들수록 심화된다. 이들에 의한 혈액순환의 부조화는 심장에서는 협심증이나 심근경색의 원인이 되고, 뇌에서는 뇌혈관이 터지는 뇌졸중, 뇌로 가는 혈관이 막히는 뇌경색의 원인이 된다, 그리고 장기의 기능을 저하시키고 전신에 나쁜 영향을 끼친다. 결정적 위험을 초래한다.

필자는 혈관 청소도 마음을 이용하면 가능하다는 사실을 경험했다. 단순히 혈관의 사기여 사라져라, 혈관의 사기여 사라지라고 반복 확언을 해주면 된다. 일례로서 부끄러운 얘기지만 남자들은 발기력이 혈액순환과 직접적인 관련이 있다고 알고 있다. 신체의 어느 부분을 의식하지 않고서 그저 혈관의 사기여 사라지라고 20~30분 정도 반복 확언을 해주면 흔한 표현으로 새벽에 텐트를 친다. 발기력이 왕성해짐을 느낄 수가 있다. 한두 번도 아니고 매번 그렇다.

장기의 어느 부분이 불편함을 느끼면 혈액순환의 부조화 때문에 그런가 싶어, 일테면 신장이면 신장 혈관의 사기여 사라져라, 신장 혈관의 사기여 사라지라고 지칭하면서 확언을 해주면 된다. 특히 머리 부분이 찌릿찌릿하든지 뜨끔뜨끔한 느낌이 오는 경우가 간혹 있다. 이때는 사실상 기분이 별로 좋지 않다. 혈관이 막혀서 그런가 하고 의구심을 품게 된다. 바로 머리의 그 부분을 생각하면서 혈관의 사기여 사라져라, 사라지라고 확언을 몇 분만 해주어도 증세가 사라진다. 심장도 간혹 가다 뜨끔뜨끔한 느낌이 오는 경우가 있다. 이때도 역시 심장 혈관의 사기여 사라져라, 심장 혈관의 사기여 사라져라 하고 확언을 몇 분 정도 해주면 증세가 이내 사라지면서 마음이 편해짐을 느낀다.

필자는 생각날 때마다 혈관의 중요성을 알기에 몇 분씩 이 방법을 적용한다. 3년 전쯤 혈관 나이를 측정할 기회가 있어서 측정해 봤는데, 그 결과 정확한 수치는 산정이 안 되고 대략 30~40대의 혈관 나이라는 진단을 받았다. 아직도 객관적인 정확한 근거는 제시하기 어렵지만 분명 혈관 청소가 가능함을 경험으로 알 수가 있다.

I. 사기 제어 확언만 해주어도 활력이 넘친다

신체의 일정한 부분을 생각하지 않고, 단순히 사기 사라져라, 사기 사라져라 하고 20~30분 정도만 반복 확언을 해주어도 내 안의 나쁜 기운이 빠져나가기에 우선 몸이 가벼워짐을 느낀다. 걸음걸이가 또한 상당히 가벼워진다. 필자의 경우 평소 직업 때문에 햇빛을 비교적 많이 받는 편인데 조금만 햇빛에 노출되어도 쉽게 얼굴이 검어진다. 이때도 사기 제어 확언을 계속 더해주면 얼굴이 뽀얘지며 얼굴에 생기가 돋음을 알 수 있다.

그리고 오장육부의 사기여 사라지라고 하는 확언을 감기 편에서도 적용하였지만, 평상시에도 적용하면 몸의 컨디션이 좋아짐을 느끼고, 목소리가 우렁차진다. 더불어 피부가 촉촉해짐을 알 수가 있다. 오장육부의 사기 제어만 자주 해주어도 건강은 충분히 보존되리라 믿는다.

J. 치매의 예방

치매는 사회적으로 큰 문제를 야기하는 치명적인 질병이다. 알츠하이머성 치매, 혈관성 치매의 두 종류가 주류를 이루고 있다. 첫째는 스트레스를 받아 우울증이 오래되면 해당된 뇌 세포가 사멸되어 증상이 생긴다고 한다. 우울증을 일으키는 나쁜 물질이 오래 축적되고 잔류하게 되니 결국 기억력이 저하되면서 언어 능력, 판단력, 집중력, 추상적 사고 능력 등이 떨어지면서 인격의 장해가 오는 증상이다. 둘째는 뇌의 혈액순환 부조화로 인해 생기는 치매를 말한다. 그리고 뇌졸중 등이 반복되어 나타나기도 한다. 한마디로 혈관이 가늘어지고 어혈이 많아지니 자연히 혈액순환이 불량해질 수밖에 없다. 이로 인해 뇌세포가 일찍 사멸되어 나타나는 증상이다.

알츠하이머성 치매와 관련된 우울증은, 앞의 우울증의 예에서도 밝혔듯이 스트레스에 의해 피로 물질이 오랜 기간 축적되면서 생기는 현상이라고 했다. 뇌의 해당 부위의 나쁜 물질, 사기를 제어해주기만 하면 상대적으로 뇌는 정상 상태로 전환되어 세로토닌 등의 호르몬 생성이 원활해진다. 자연히 우울증은 치유되고 더불어 치매는 자연스럽게 예방되리라고 본다.

그리고 혈관성 치매는 뇌의 혈관이 가늘어짐과 어혈에 의한 혈액순환 부조화에 의해 일어나는 현상이기에 당연히 뇌 부분의 혈관을 청소하고 어혈만 제어해 주면 처치가 될 수 있다. 뇌의 사기 제어와 어혈 제어, 혈관 청소를 평소에 수시로 적용해준다면 치매 예방은 충분히 가능하리라고 생각된다.

K. 트라우마

이는 우리가 살아오면서 겪은 불행했던 과거의 쓰라린 아픈 경험들의 기억을 말한다. 트라우마의 범위는 사실상 너무나 넓어서 우리가 자각하지 못하는 사이에 노출되는 경우도 많다. 우리는 일테면 전쟁의 기억, 지진, 홍수, 화재 같은 자연재해뿐만 아니라 학대, 폭력, 집단 따돌림, 성폭력, 사고, 사업 실패, 가족과의 갑작스러운 이별, 큰 질병의 경험 등등 수많은 경험을 한다. 그러나 반드시 큰 사건 사고의 경험만이 트라우마로 잔류하는 것이 아니라 작고 소소한 경험들도 얼마든지 트라우마로 남아 영향을 미친다는 사실을 알아야만 하겠다.

이들 트라우마는 우리 안에 항시 잔류해 있다가 어느 때 불현듯 생각이 떠올라 재생되면 괴로움과 불쾌함을 또다시 겪고는 한다. 이 괴로움은 쉽사리 사라지지 않고, 시간이 흘러도 그 강도 또한 크게 약해지지 않는다. 생각날 때마다 우리를 크게 괴롭힌다. 게다가 잠재의식에 내재하다가 부정적 표면 의식으로 불현듯 나타나 우리의 운을 나쁜 쪽으로 유도한다. 그리고 결정적인 해악인 이들 부정적인 스트레스의 에너지는 바로 질병을 만드는 주범이 된다. 이렇게 우리 안에 잔류하는 부정적인 에너지는 우리의 몸과 영혼에 엄청난 혼란과 파괴를 일으킨다.

아직까지 트라우마가 질병을 만드는 주요 원인이라는 사실을 아는 사람은 없을 듯하다. 필자는 경험상 트라우마가 대부분 질병의 결정적인 주범이라는 사실을 알게 되었다. 우리가 흔히 말하는 스트레스가 질병의 원인이라고 하는 것은 바로 트라우마와 연관되어 질병을 만든다는 사실을 의미하는 듯하다. 뒤편에서 이 트라우마의 영향으로 어떻게 질병이 만들어지는지 자세히 서술하였다.

이들 트라우마의 처치 방법은 사기 제어 방법과 같다. 예를 들어 어린 시절 쓰라린 집단따돌림을 당한 경험이 있다고 치자. 다시 회상하면 괴로움, 즉 분노, 슬픔 등의 기억이 재생될 것이다. 이 기억을 떠올리면서 집단따돌림의 기억인 트라우마 사라져라, 트라우마 사라져라, 트라우마 사라져 버리라고 확언을 10여 분 정도 해주면 그 기억의 강도가 많이 약해진다. 정도에 따라 몇 번 더 해주면 아픔이 거의 희석된다.

필자는 전부터 집안 문제로 상당히 신경을 쓸 일이 생겨났다. 이 문제는 생을 마감하기 전까지는 좀처럼 해결할 수 없는, 말하기 힘든 불행한 가족 내의 문제다. 상식적이고 정상적인 방법으로는 도저히 해결할 수 없는 고질적인 문제라 판단하고 있다. 참으로 어려운 문제이다. 간혹 가다 불쑥불쑥 이 문제가 생각나면 그때마다 힘들 정도로 참기가 어렵다. 수시로 생각이 나서 괴롭힘을 당하고 있으니 해결책은 없고 어쩔 수 없는 아픔을 겪어야 하는 실정이다.

이래서는 안 되겠다는 심정으로 해결책을 고심하다가 트라우마로 인정하여 정화해보면 어떨까라는 생각을 하였다. 아픔의 대상을 생각하면서 트라우마의 나쁜 기억은 사라져라, 사라져라, 사라져버리라고 반복 확언을 해주었다. 무척 아픔의 상처가 크다고 생각되기에 20여 분은 해주었다. 그날은 확언 효과의 반응을 의식 못 하였지만, 다음 날 새벽에 생각나서 트라우마의 아픔을 되새겨보았다. 기대했던 바와 같이 정화돼서인지 아픔의 정도가 약화돼서 거의 아픔이 느껴지지 않았다. 효과가 역시 크다는 것을 또다시 확인하는 계기가 되었다. 좀 더 확언을 해주었다. 아픔을 못 느낄 정도로 많이 정화되었다고 생각한다. 역시 트라우마 정화의 확실한 방법이라 여겨진다. 시간이 많이 흘러 그 기억을 다시 회상해보아도 그 트라우마의 영향력이 약해져 있어서 더 이상 어떤 해로움을 주지 못한다. 그의 부정적인 에너지가 소멸되었음을 알 수 있다.

이년 전쯤에는 트라우마의 정화를 위하여 어릴 적부터 기억되는 비교적 큰 아픔을 하나하나 회상하여 하나의 아픔마다 10여 분씩 정화 확언을 해주었던 적이 있었다. 그래서인지 마음이 많이 가벼워진 듯한 기분이 들었고, 잠을 자다가도 악몽을 꾸는 경우가 많이 줄어든 듯했다. 그리고 수시로 불쑥불쑥 나타나는 아주 비정상적인 극단적 생각이 많이 줄어든 것은 확실하다. 이 극단적인 생각은 자신이 전혀 의도하지 않는데도 불현듯 나타나 괴로움과 불쾌함을 주고는 하였다. 아무튼 이러한 불미스러운 현상이 사라졌다는 점은 크게 다행이라고 생각된다.

이 정화 방법은 그저 회상되는 아픔을 생각하면서 트라우마 사라져라, 트라우마 사라져라, 트라우마 사라져 버리라고 반복 확언을 하는 것이다. 그러면 자연스레 그 아픔이 서서히 약해진다는 논리다. 역시 처음 해보는 사람들은 잘되지 않는 것이 당연할 것이다.

다시 조금 더 부언한다면 무의식이든 현재 의식이든 이들 의식이나 마음 역시 에너지의 일종이고 이 에너지는 양자역학적 측면에서는 미립자의 결합체 혹은 파동의 흐름으로 볼 수 있다. 이들 미립자는 인간의 마음을 정확히 꿰뚫어보는 능력이 있다고 하였다. 트라우마의 괴로움의 에너지는 사라지라고 하면 그들 미립자는 그 의미를 정확히 파악하여 마음이 지시하는 대로 받아들일 수밖에 없다. 따라서 만물의 주인은 우리 인간의 마음이므로 우리가 요구하는 대로 미립자는 따라주어야만 한다는 것이다. 그래서 트라우마의 아픔은 사라질 수밖에 없고, 결국 사라지니 아픔의 크기가 크게 약해짐을 알 수 있다.

여기서 하나의 트라우마를 회상하여 아픔의 크기를 1~10까지 세분하여 등급을 매긴다면, 10은 최고 아픈 상태를 말한다. 확언을 10여 분 정도 한두 번 해주면 정도의 차이는 있겠지만 아픔의 크기가 3~4 정도까지 내려갈 수도 있다. 가급적 0~1 정도까지는 아픔을 약화시켜 주어야 한다. 그러면 경험상 트라우마의 부정적인 영향권에서 벗어날 수가 있다. 물론 트라우마의 기억은 사라지지 않고 존속하지만, 그의 부정적인 에너지의 영향력은 약해져서 더 이상 인체에 해악을 줄 수 없는 상태가 된다. 이것은 양자역학의 이론에 의한 결과다. 일종의 드러나지 않은 잠재된 능력이라 보면 무방할 것이다. 이러한 방법으로 기억된 여러 가지 아픔을 하나하나 지워나가면 될 것이다. 결국 삶의 질이 상당히 개선되리라 본다. 한마디로 영혼의 청정함과 순수함을 추구할 수 있는 상당히 이로운 방법이라 생각된다.

그리고 뒤의 염증 제어 편에서 언급되지만 트라우마는 일종의 스트레스로서 건강에 결정적인 해악을 끼치는 질병의 원흉이다. 바로 트라우마의 부정적인 에너지가 뇌에서 염증을 만들어 대부분의 만성병(고질병)의 원인이 된다는 것은 아주 중요한 사실이다. 트라우마는 우리 내면의 무의식에서 완전히 삭제해야 하는 부정적인 기억의 에너지로서 최악의 적이라는 뜻이다.

L. 염증 제어

요즘 종합편성 TV를 보면 염증에 대해서 도배하다시피 강조하고 있다. 그만큼 염증은 건강에 지대한 영향을 준다고 본다. 염증은 식품의 영향, 환경적 요인(미세먼지 포함), 스트레스 등에 의해서 발생한다고 말한다. 필자의 경험상 이들 중 스트레스에 의해서 오는 염증이 거의 태반을 차지한다고 본다. 누구나 평생을 살면서 크고 작은 사건 사고를 겪을 수밖에 없다. 여기서 받는 수많은 스트레스, 아니 스트레스 덩어리의 부정적 에너지가 소멸된다면 얼마나 좋을까. 하지만 안타깝게도 이들 스트레스는 그대로 우리의 뇌에 축적되어 잔류한다. 몸은 불행하게도 이들을 배출할 수 있는 기능이 없다고 한다. 뇌에 잔류하면서 아무 작용 없이 가만히 있으면 좋으련만 우리의 표면 의식의 나타남을 주관하여 운을 좌지우지하며, 또한 건강에 결정적인 영향을 준다. 이들은 한결같이 심신에 부정적인 영향을 끼치어 우리의 삶을 황폐하게 만든다.

필자는 3년여에 걸쳐 염증을 분석 아닌 분석하게 되었다. 경험상 우리가 받아온 수많은 스트레스, 즉 트라우마는 각각 고유한 영역을 갖는다고 판단하게 되었다. 모든 스트레스가 혼합되어 각각의 구분 없이 통합된 스트레스 덩어리의 에너지로 작용하는 게 아니라는 것이다. 개별 스트레스로 남아 고유의 성격을 띠고 있으면서 개별적으로 우리에게 영향을 끼친다는 뜻이다. 쉽게 표현하면 한 종류의 트라우마의 스트레스가 하나의 병을 만들 수 있다는 것이다. 다행히 우리 몸은 건강해지려는 항상성이 있고, 병에 대한 저항력과 면역력이 있어서 그나마 병에 쉽게 노출되지는 않는다. 하지만 어떤 계기가 주어지면 이들 스트레스가 작동하여 병의 원인이 되고 결국 질병을 만든다. 하나의 스트레스 덩어리의 부정적인 에너지가 하나의 질병을 만든다고 생각한다.

일반적으로 우리는 스트레스를 받으면 아드레날린, 코르티솔 같은 부정적인 호르몬을 만들고 교감신경을 항진시키어 자율신경 실조증을 초래해 병을 만든다는 사실은 알고 있다. 하지만 하나의 트라우마 고유의 부정적인 에너지가 하나의 질병을 만든다는 사실을 아는 사람은 아직은 없다. 이 부분이 오히려 더욱 중요하다고 여겨진다. 그의 실체를 보자. 잔류하고 있는 트라우마 스트레스 덩어리의 에너지가 뇌의 마이크로 글리아 세포에 과잉 영향을 주면, 일테면 많은 충격을 주게 되면, 뇌에서 염증을 만든다는 놀라운 사실이다. 이 염증은 뇌에서 명령하면 우리 몸의 약한 부분으로 전달되어 통증과 병을 만든다.

이것은 이미 세계적으로 권위 있는 미국의 의학자들에 의하여 밝혀진 사실이다. 이 염증이 대부분의 만성병 혹은 고질병의 주된 원인이라고 한다. 이 염증을 만드는 원인인 스트레스의 부정적인 에너지를 정화하든지 제어하여야만 병이 치유된다. 그래야 염증이 더 발생하지 않기 때문이다. 안타까운 일이지만 현실에서는 아직까지 이 이론을 적용하여 치유하는 경우는 없다고 알고 있다. 필자는 의학자가 아니어서 더 이상의 언급은 불필요하리라 본다. 뒷장에서 자세히 분석해보자.

무의식이든 현재 의식이든 이들 의식이나 마음 역시 에너지의 일종이고 이 에너지는 양자역학적 측면에서는 미립자의 결합체 혹은 파동의 흐름으로 볼 수 있다. 이들 미립자는 인간의 마음을 정확히 꿰뚫어보는 능력이 있다고 하였다. 트라우마의 괴로움의 에너지는 사라지라고 하면 그들 미립자는 그 의미를 정확히 파악하여 마음이 지시하는 대로 받아들일 수밖에 없다. 따라서 만물의 주인은 우리 인간의 마음이므로 우리가 요구하는 대로 미립자는 따라주어야만 한다는 것이다. 그래서 트라우마의 아픔은 사라질 수밖에 없고, 결국 사라지니 아픔의 크기가 크게 약해짐을 알 수 있다.

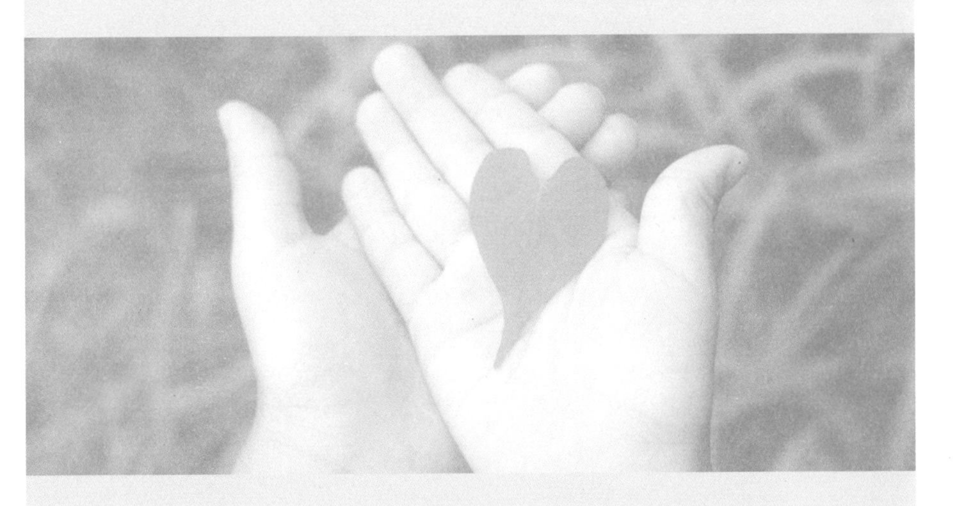

제5장

만성병과 트라우마, 뇌질환

우리는 살아오면서 트라우마, 일테면 정신적 외상과 같은 수많은 아픈 경험을 하게 된다. 당연히 이들은 스트레스로 우리 몸에 축적될 수밖에 없다. 그 쌓여있던 부정적인 에너지의 영향으로 근육이 긴장되어 통증이 수반된다. 이것을 신경성 긴장 근육염 증후군이라고 표현한다.

만성병은 아마도 인체를 세분하여 국소적인 부분적인 면만을 치료한다고 해서 치료가 가능한 것은 아닐 것이다.

염증만 제어되면 만성통증, 만성질환은 순식간에 사라진다

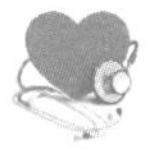

A. 만성통증, 만성질환의 새로운 원인

필자가 전작 『마음이 통하는 치유의 기적』에서도 잠시 언급하였던 적이 있다. 로널드 시걸의 『요통 혁명』에 대해서 서술하였다. 그 후 존사노 박사의 『통증 혁명』과 『통증 유발자 마음』이라는 책자를 알게 되었다. 그리고 『왜 이유 없이 계속 아플까』라는 게리 캐플런, 도나 비치의 책도 접하게 되었다. 이 통합 의학자들은 만성통증의 원인이 통증 부위의 구조적 이상이나 다친 부분을 제대로 치료하지 못한 데 있는 것이 아니라 대부분 심리적 정서에 있다고 한결같이 말한다.

어깨 결림(오십견), 무릎 통증, 허리 통증, 비염, 소화불량, 피부병 등의 원인은 육체의 구조적인 문제가 아닌 정서, 즉 심리에 있다고 한다. 여기서 오십견, 무릎 통증, 허리 통증 등은 흔히 육체의 구조적인 문제에 기인한다고 알고 있다. 아직도 디스크가 돌출되어 있다든지 퇴행성 증세가 있든지 혹은 치료가 제대로 안 돼서 통증이 있다고 생각한다. 이들 만성 증상은 한결같이 구조적인 문제만을 생각해 그에 준하는 일반적인 치료만을 한다.

문제는 이와 같은 치료를 받아 효과가 나타나서 통증 내지 질병이 용이하게 사라진다면 다행일 텐데, 대부분은 치유가 잘되지 않아 장기간 고통을 받는다. 일테면 고질병이 된다는 사실을 우리는 너무나 잘 알고 있다. 이들 증상은 앞서 표현했지만 육체적 구조적인 문제가 아닌 정서, 즉 심리의 문제라고 하는 것이 새로운 시각이다. 일테면 우리가 겪는 수많은 스트레스가 원인이 되어 이들 부정적인 에너지를 효과적으로 처리하지 못하여 그 영향으로 증상이 수반된다는 학설이다.

우리는 살아오면서 트라우마, 일테면 정신적 외상과 같은 수많은 아픈 경험을 하게 된다. 당연히 이들은 스트레스로 우리 몸에 축적될 수밖에 없다. 그 쌓여있던 부정적인 에너지의 영향으로 근육이 긴장되어 통증이 수반된다. 이것을 신경성 긴장 근육염 증후군이라고 표현한다. 몸과 마음은 뇌를 통해서 긴밀히 연결되어 있어서 마음의 고통, 즉 스트레스는 신체의 고통으로 나타난다는 새로운 사실을 우리에게 알려주고 있다. 이들 심신의학을 적용하여 의학자들은 다행히 수많은 임상 효과를 보여주었다. 수천 명의 환자가 치유되었다는 사실이 힘을 실어준다.

따라서 뇌가 일으키는 심신 장애는 실은 무의식 영역에서 의식적인 마음의 관심을 다른 데 돌리기 위함이라 한다. 일테면 잔류하고 있는 스트레스, 아니 스트레스 덩어리의 에너지는 우리 뇌에서 자체적으로 소멸시키거나 배출할 수가 없다는 데 문제가 있다. 즉, 우리 뇌의 구조는 그런 힘 내지 기능을 불행하게도 갖지 못하고 있다. 그래서 이 문제의 해결책 내지 도피책의 일환으로 신체의 어느 부분을 선택하여 뇌에서 명령이 내려지면 그 부분에 통증과 질병을 야기하면서 도피처를 만드는 셈이다. 일종의 스트레스, 즉 해로운 무의식적 감정 현상에 대처하기 위한 위장술이자 방어책인 셈이다.

이것은 무의식의 위험하고 고통스러운 감정이 의식적 경험의 일부가 되는 것을 막기 위해 고의로 주의를 딴 데로 돌리는 현상이다. 일테면 10년 전에 1억 원을 사기 당했다고 치자. 지금도 그 기억을 회상하면 분노와 격노가 치밀어 올라 불편하기 짝이 없을 것이다. 그 분노와 격노의 부정적인 에너지가 무의식 속에서 돌파구를 찾는 방법으로는 현재 의식으로 분출 내지 폭발할 수가 없다. 그래서 도피처의 일환으로 무의식 속에서 주위를 다른 곳으로 돌리기 위한 수단으로 통증과 질병을 만든다는 것이다.

즉, 통증과 질병은 일종의 무의식의 도피처이자 돌파구인 셈이다. 따라서 수많은 억압된 감정에 의한 충동을 간단히 의식적으로 불러낼 수는 없다. 불안, 공포, 두려움, 외로움, 분노, 원망, 슬픔, 의존심, 열등감, 자기학대, 잘못된 믿음 등은 무의식의 영원한 체류자인 듯하다. 무의식에서 잔류하고 있는 해로운 감정은 이러한 성향을 띠며 특이성을 보여 준다.

이런 무의식의 감정의 도피책으로서, 앞에서도 표현하였지만 스트레스 덩어리의 부정적인 에너지가 뇌의 마이크로 글리아 세포에 과잉 영향을 주게 되면 염증이 생성된다. 뇌에서 명령이 가해져서 생성된 염증을 만약 어깨로 보내게 되면 그 부분에서 혈류가 감소하게 된다. 염증은 주로 약한 부분을 목표로 삼아 공격하는 성향이 있다고 한다. 어깨는 혈류가 부족하기에 산소가 부족해지면서 빈혈 현상이 오고 통증이 수반된다. 일테면 근육, 인대, 힘줄, 신경에 보내지는 혈류량이 감소되어 혈관이 수축되고 이에 따라 국소 빈혈이 생긴다. 이는 특정 조직이 평소보다 적은 양의 산소를 공급받음으로써 통증, 저림, 쑤심, 무기력감 등의 다양한 증상을 보이는 것이라고 한다.

통증과 기타 증상으로 이어지는 근육, 신경, 힘줄, 인대의 물리적, 화학적 변화는 심리적 이유에서 시작된 무의식에서 발생한 뇌의 작용의 결과이다. 우리의 신체와 심리는 이렇듯 밀접한 관련이 있다는 한 단면을 보여주는 실례이다. 이런 사실을 아는 사람은 아직까지 없는 듯하다. 우리 주변에는 알게 모르게 이와 같은 심리적 결과 때문에 질병으로 고통 받고 있는 사람들이 너무나 많음을 짐작할 수 있다. 아니 모든 사람이 다 대상이자 이 순간에도 대부분이 너나 할 것 없이 고통을 받고 있다. 한마디로 원인을 알 수 없는 만성병, 고질병은 무의식의 교란에 기인하는 정서적 요인에 의해 발생하는 심신성 질병이라는 것이다. 심리, 즉 정서가 신체에 영향을 주어 나타나는 현상이다.

예를 들면 만성 허리 통증, 어깨 통증, 무릎 통증, 류머티즘, 루게릭병, 고혈압, 편두통, 위장병, 과민성대장증후군, 비염, 천식, 우울증, 공황장애, 파킨슨병, 전립선염, 여드름, 어지럼증, 이석증, 이명(귀울림), 습진, 피부병, 무좀, 빈뇨, 수족 저림 현상 같은 질병들이 억압된 해로운 감정의 회피책으로 작동하는 증상들이라고 미국의 통합 의학자들이 연구 결과에서 밝히고 있다. 이 질병 중에서 손쉽게 치유되는 질병이 있을까? 대부분

고질병으로 인정되고 있는 만큼 환자들이 오랜 기간 고통을 받는다는 사실이 일반화되어 있음은 누구나 다 인정하는 사실이다. 이들 외에도 많은 고질병들이 대부분 이의 범주에 속할 것이다.

오늘날 주류 의학에서는 이런 복잡한 심리적 문제의 실상은 아예 다루지 않는다. 심신의학이라는 개념은 어디에서도 찾아볼 수가 없다. 단순히 기계적이고 측정 가능한 화학적인 부분만을 다루고 있을 뿐이다. 감정이나 정서가 육체에 물리적이나 화학적인 영향을 미친다는 사실은 알려고 하지 않는다. 그저 화학적 물리적인 방법으로 증상만을 완화시키려고 한다. 원인은 그대로 놔두니 한계가 당연히 있을 수밖에 없을 것이다.

시각을 달리할 필요가 있다. 앞에서도 누누이 말하였다. 우리의 육체는 창조주의 말씀, 즉 마음으로 만들어졌다. 마음으로 만들어진 것이 우리의 육체다. 마음에 따라서 시시각각으로 육체는 변화한다. 마음이 시키는 대로 육체는 꼭두각시처럼 졸졸졸 따라갈 뿐이다. 마음이 육체를 절대적으로 지배한다는 사실을 이제는 이해할 수 있을 것이다. 마음이 주인이자 수호신이며 육체는 종이자 시녀이며, 마음이 활동할 수 있는 도구일 뿐이다. 한마디로 마음이 없으면 육체는 더 존재할 수가 없다. 인간에게 마음은 절대적인 주체이다. 따라서 병의 주체이자 원인인 마음을 배제하고 치료 행위를 한다는 점은 참으로 웃음을 금치 못할 일이다. 우리 모두의 깨달음이 부족한 것이 아닌가 싶다.

현대병의 95% 이상이 스트레스, 즉 마음에서 오는 심신성 질병이라는 사실을 얘기하고자 한다. 심리 정서가 주된 원인인데 굳이 이들 심리적인 면을 외면할 필요는 없지 않을까. 문제가 있으면 올바른 답이 있듯이, 분명 질병의 원인을 다른 데서 찾아야 할 필요가 있음을 보여 준다.

B. 치유의 방법

필자는 대략 8~9년 전부터 무릎이 아프기 시작했다. 필자 나름대로 마음으로 치유하여 평상시에 아픔이 약간 있었지만 심한 편은 아니었다. 운동이나 등산을 하든지 많이 걷게 되면 통증을 제법 많이 느끼기도 한다. 그리고 어깨 통증은 2년 정도 됐다. 이 증상도 물론 마음으로 치유하고 있었다. 어느 정도는 효과가 있었지만 일반적인 마음법으로는 뿌리를 뽑기에 역부족이었다. 비염 증상은 필자의 전작에서 표현했었다. 그 당시 5년 된 비염을 단 3일 만에 마음만으로 치유했다고 말했다. 한 3년 동안은 증세가 없었는데 약하나마 비염 증세가 다시 나타나기 시작했다. 코 안이 시큰거리면서 약간씩 콧물이 나왔다. 찬 공기를 접하면 기침이 나오고 또한 콧물이 나왔다. 자주 코 안이 꺼칠거리며 부스럼이 생기기도 했다. 마음으로 필요한 조치를 취하면 다소 약해지지만 이내 이들 증상은 사라지지 않고 계속 불편을 주었다.

피부병은 처음에는 마음으로 치유했었는데 어느 순간 재발하여 확 번지게 되었다. 배 부분과 목까지 증상이 심하게 나타났다. 마음으로 치유하려 노력하였으나 솔직히 역부족이었다. 하는 수 없이 부산에 출장을 갔을 때 피부과에서 한 달간 치료하였다. 이 증상은 병원에서는 무좀으로 판정한다. 그 후 약 2년간은 이상이 없었는데, 무릎과 어깨 통증을 심리적 감정 문제라 여기면서 심리적으로 치유를 시도하자 갑자기 배와 가슴에 서너 개의 콩알 반점 크기로 이 증세가 다시 나타났다. 상당히 의혹스러웠다. 그동안 몇 년간 증세가 없다가 불현듯 나타나니 은근히 걱정도 되었다. 또다시 확 번지면 어떻게 하나 하고 염려되었다. 아직도 완치되지 않고 어느 정도 잠재성으로 남아 있었다고 여겨진다.

무릎 통증과 어깨 통증은 좀처럼 완치되지 않는다. 끈질기게 달라붙어서 조금만 더 노력하면 뿌리를 뽑을 수 있을 듯하였지만 여의치 못하였다. 그러던 중 통증을 치유하기 위하여 심리적 감정 요법을 적용하기로 하면서 전혀 예상치 못한 현상을 경험하게 되었다. 무릎과 어깨는 다소 가벼운 듯하다가도 더 심해진 듯도 하였다. 통증이 여기저기로 이동하였다. 무릎은 무릎 바로 외측 근육 부분에 통증이 있다가 때로는 바깥쪽 복숭아뼈 부분에 오기도 했다.

위의 심리 감정 요법에 대해서 간단히 알아보자. 학자들의 연구 결과를 보면 통증 치료에서 가장 중요한 내용은 통증 자체가 환자 자신의 마음(무의식의 영역)에서 일어난다는 사실을 알아야 한다는 점이다. 이에 대한 지식이 있어야만 통증을 심리적인 문제로 인식하게 된다. 신체적 관점에서 볼 때 이들 증상이 있다 해서 해롭지 않기에 걱정할 필요는 없다고 한다. 신체 동작에 대한 주의 사항도 불필요하다는 것이다. 이런 주의 사항들은 환자의 공포심만 키워 치료에 방해만 될 뿐이다. 예로써 로널드 시걸의 『요통 혁명』을 보면 백센스 프로그램이 있다. 200명의 요통 환자 중에 허리에 구조적으로 심각한 의학적 문제가 있는 환자는 단 1명뿐이었다. 199명은 심리적 부담의 근육 긴장으로 통증이 있음을 보여 주었다. 물론 사전에 정밀한 진단의 필요성이 요구된다.

통증의 목적이 환자로 하여금 몸에 주의를 돌리도록 하는 것이고, 환자가 신체 증상을 무시하고 심리적인 것에 초점을 맞추면 이제 통증은 자신의 쓸모를 잃어버렸다고 생각하게 될 것이다. 통증이 자신의 주의를 신체로 돌리려는 목적을 갖고 있다는 사실을 모르는 한 통증은 사라지지 않는다. 이에 대한 자각이 확실하게 형성되면 더 이상 속임수가 통하지 않게 되어 통증도 멈춘다. 즉, 통증이 억압된 감정에 의한 결과라는 사실을 확신할 수 있어야 한다. 결국 이러한 정보를 터득하여 자각하고, 완전히 신념화를 할 수 있다면 더 바랄 나위가 없다.

그다음으로 환자는 자신의 주의를 통증이 일어나는 몸에 두지 말고 심리적으로 생각하는 습관을 들이는 일이다. 통증이 있을 때마다 의식적으로 혹은 강제적으로라도 주의를 집안 문제, 돈 문제, 아니면 과거의 아픔이 컸던 트라우마로 돌리는 것이 하나의 좋은 방법이 된다고 한다. 이는 뇌에 더 이상 통증의 속임수에 넘어가지 않겠다는 메시지를 전달하는 것이다. 그 메시지가 마음속 깊이 각인될 때 통증은 사라질 것이다.

또 다른 방법은 뇌와 대화를 시도하라는 것이다. 환자가 자신의 뇌와 대화하는 방법이다. 통증이 있는 사람들이 통증의 무기력한 희생자로 전락하지 않고 자신의 처지에 책임을 지도록 하는 것이다. 뇌의 기만 전략에 더 이상 속아 넘어가지 않겠다고 단호한 메시지를 뇌에 전달하는 것으로 의외의 효과가 있다고 한다. 일테면 지금부터는 너의 속임수에 더 속지 않을 테니 장난 그만 치고 아예 사라지라고, 꺼져버리라고 강하게 사념하는 식으로 여러 방법을 택할 수 있을 것이다. 어차피 통증은 그 부분의 구조적인 문제가 아니고 심리적인 요인이 원인이라는 사실을 인정하고 대처해야 한다는 말이다.

그다음에는 신체의 활동에 제약을 둘 필요가 없다고 한다. 만약 허리가 아프면 여러 동작에 제약이 있을 것이다. 몸을 굽히고 무거운 것을 들거나, 운동을 하든지 달리기를 하든지 두려움이 있어서 제대로 활동을 하지 못하는데 그럴 필요가 없다는 것이다. 정상적인 활동을 해야 한다고 적극적으로 주문한다. 즉, 활동 제약에 대한 공포심이 오히려 더 큰 문제라는 것이다. 이들 공포심을 제거하는 것이 급선무이다. 연구 결과를 보면 약 17년간 격렬한 운동을 포함한 정상적인 신체 활동을 주문하였는데 이 때문에 통증이 더 심해진 경우는 없었다고 한다. 따라서 환자가 통증이 심리적인 요인에 의한 결과라는 확신이 있고, 그 결과 통증이 줄어들었다면 점차적으로 활동을 더해주면 된다. 물론 무리함은 피하는 것이 좋다고 심리 감정 요법에서는 간략히 표현한다.

다시 본론으로 와서, 필자는 어깨 부분, 팔꿈치 부분, 손목 부분, 등 뒤 어깻죽지 부분, 심지어는 반대쪽 어깨에까지 통증이 번갈아 오기도 하였다. 무릎에 이상이 있으면 무릎 부위만 아플 텐데, 이곳저곳 아픔이 이동하면서 번갈아 생긴다는 것은 아무래도 심리적 요인에 의한 현상이 아닐까? 어깨 역시 마찬가지라 여겨진다. 기이한 현상일 뿐이다. 완전히 무의식의 알 수 없는 난해한 작용임을 느낄 수가 있다.

비염 증세는 심리적 감정 요법을 적용하면서부터 갑자기 좋아졌다. 코가 시큰거리는 증세가 없어졌고, 콧물 또한 보이지 않았다. 찬 공기를 쏘이면 기침이 나는 현상과 콧물이 나오는 것도 많이 호전된 듯했다. 코 안이 꺼칠거리며 부스럼이 생기는 현상은 더 이상 나타나지 않았다. 전에는 코를 자주 풀면 코피가 나서 상처에 따른 부스럼이 있었고, 이유 없이 수시로 코 안에 부스럼이 생기기도 하였다. 바로 증세가 좋아지니 크게 다행이었다. 아무튼 비염 증세는 심리와 직접적으로 큰 연관이 있다는 사실을 인정하는 계기가 되었다.

피부병은 병원 치료를 받고서 완치됐다고 생각하였는데 심리적 감정 요법을 적용하면서 다시 그 증세가 나타나니 당혹스럽기만 하였다. 하지만 피부병도 온전히 감정에 의한 질환이라 인정하게 되었다. 처음은 서너 개의 반점만 있었는데 땀이 나곤 하니 약간 더 번지는 것이었다. 그러나 심리적 요법에 치중하다 보니 다행히 반점이 다 사라졌다. 약이라든지 다른 요법은 없었다. 더 이상 증세가 보이지 않으니 감사할 따름이다.

무릎과 어깨는 통증이 심해졌다가 약해지기도 하고 여기저기로 이동을 하면서 통증이 나타나기도 한다. 동시에 비염은 의외로 빨리 증세가 호전되는 반응을 보인다. 피부병은 몇 년간 증세가 없어 완치됐다고 인정하였는데 갑자기 다시 나타나니 놀랄 수밖에 없다. 다행인 것은 그래도 며칠 안 돼서 증세인 반점이 사라지니 기이한 현상이라 여겨질 수밖에 없다. 그리고 소화불량과 변비가 같이 오니 이들은 완전히 동시다발적으로 한꺼번에 나타난 현상들이다. 살아오면서 이런 현상을 경험해본 사람은 그 누구도 없을 것이다. 가히 충격적인 사실이 아닐 수가 없다. 바로 우리 몸에서 이런 일이 일어난다. 무의식이 복잡하게 얽히고설킨 작용의 결과가 아닐까? 몸과 마음의 작용은 내면에 이런 깊은 인과 관계가 있음을 보여 주는 듯하다.

10%의 신경세포와 90%의 신경교세포로 이뤄진 인간의 뇌

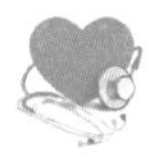

『왜 이유 없이 계속 아플까』(게리 캐플런·도니 비치 지음)라는 책을 보게 되었다. 여기서도 똑같이 만성통증을 억압된 감정의 결과로 보고 있다. 해석 방법은 물론 차이가 있다. 앞의 통증 혁명에선 억압된 감정의 도피처로서 통증을 방어기제로 이용한다고 하였다. 그 결과 혈류량의 감소와 국소 빈혈의 결과로 통증이 온다고 하였다. 『왜 이유 없이 계속 아플까』에서는 신체의 부상, 심리적 트라우마, 뇌의 산소 부족, 세균성 감염, 바이러스 감염, 환경 독소 등의 여러 영향으로 중추 신경계가 스트레스를 받을 때마다 마이크로글리아가 과잉 영향을 받은 결과 염증을 만들어내는 반응을 보인다고 한다. 이 염증이 바로 만성통증과 제반 증상을 만드는 원인이라는 것이다.

사람의 뇌는 10%의 신경세포(뉴런)와 90%의 신경교세포로 이루어져 있으며, 신경교세포는 신경세포의 생존과 뇌기능 유지에 필수적인 역할을 한다고 한다. 일종의 신경교세포를 마이크로글리아라고 한다. 마이크로글리아는 중추신경계가 스트레스를 받을 때마다 뇌를 보호하고 침입자들을 파괴하기 위해 활동한다. 일종의 완충 장치 역할을 하는 물질(염증, 종양 등으로 곪거나 부어오르는 것)을 만들기 위래 염증성 화학 물질을 만들면서 반응을 보인다. 마이크로글리아가 과잉 반응을 나타내면 중추신경 전반에 염증을 일으킨다. 너무 자주 활동을 하게 되면 만성 염증 상태로 뇌를 지키면서 과도한 반응을 보이게 된다고 한다.

모든 부상, 감염, 독소, 트라우마, 감정적인 충격은 같은 반응을 유발한다고 한다. 뇌 안에서 마이크로글리아에 반복해서 자꾸만 나쁜 영향을 주는 것이다. 이 책에 따르면 우울증, 외상 후 스트레스 장애를 비롯한 여러 신경 정신적 질병과 같은 유형을 띠는 만성통증은 뚜렷한 질병이 아니라 근본적인 신경 염증성 질병의 증상이라고 한다. 그런 염증의 원인은 만성적으로 과잉 반응을 보이는 마이크로글리아이다. 근본적인 방식, 즉 이러한 모든 증상에 숨어있는 공통적인 원인이라고 말한다. 일테면 마이크로글리아가 정상 범위를 벗어난 부정적인 과잉 영향에 노출되면 염증성 물질을 만든다는 이치다. 이 염증이 뇌의 명령을 받아 신체의 약한 부분으로 전달되어 영향을 주면 통증과 질병 현상으로 나타나는 것이다.

위에서 설명한 심리적인 감정 요법만으로는 한계가 있어서, 일단 이 치유 방법은 보류하기로 하였다. 이들 질병의 원인이 결국 트라우마에 의한 스트레스라는 사실을 알게 되었다. 염려되는 점이 있다. 이들 현상의 궁극적 원인인 트라우마 스트레스의 부정적인 에너지는 그대로 뇌에 잔류한다는 점이다. 이들을 처치하지 못한다면, 아니 다 소멸시키지 못한다면 확실한 치유는 아니라고 생각하게 된다. 그 스트레스 덩어리의 에너지가 지금까지 살아오면서 쌓여있는 모든 통합된 스트레스 덩어리를 말하는 것인지, 아니면 각각의 질병과 관련된 개개의 스트레스 덩어리를 말하는지 지금으로서는 전혀 가늠이 안 된다(처음 공부하는 단계임). 수많은 시행착오를 겪어야만 할 것이다.

뇌 속에 가득히 쌓여 있는 스트레스, 즉 부정적 감정 덩어리는 항시 시시각각 틈만 나면 노리고 있을 테니까, 이들 원인인 부정적 감정 덩어리를 사기로 칭하여 사라지라고 반복 확언을 해보았지만 효과는 없었다. 그래서 필자 나름으로 이 방법 저 방법을 적용하여도 신통한 결과는 보이지 않는다. 이런 현상은 우리가 인식할 수 없는 무의식에서 작용하는 반응이 아닐까 싶었다. 무의식 속의 사기를 없애는 방법을 적용해야만 할 것 같았다.

이때 다시 콧속에 염증인 부스럼이 생겼다. 어떤 스트레스 덩어리의 작용으로 마이크로글리아 세포(글리아 세포로 표현한다)가 과잉 영향을 받아서 생기는 현상이라 여겨진다. 그래서 이를 의식하면서 무의식의 사기여 사라져라, 무의식의 사기여 사라지라고 반복 확언을 해보았다. 10여 분씩 두 번 정도 하였는데 의외로 염증인 콧속의 부스럼이 가벼워졌다. 재차 반복 확언을 해주니 거의 정상으로 돌아섰다. 여기서 큰 힘을 얻게 되었다.

그리고 어깨 결림이 어느 정도는 남아 있어서 역시 어깨를 의식하면서 무의식의 사기여 사라져라, 무의식의 사기여 사라져버리라고(즉, 어깨와 관련된 스트레스 덩어리의 부정적 에너지를 무의식의 사기로 칭하여 사라지라고 하면, 마음은 이를 간파하여 정확히 해당되는 무의식의 사기에만 의식이 집중되어 의도하는 바를 이루게 된다는 이치) 틈틈이 해주었다. 하루 이틀 지나니 어깨 통증을 더 느끼지 못하게 되었다. 무릎 통증도 비슷하게 사라졌다. 관건은 목까지 번진 피부병이다. 역시 신경 염증성 질환이라 생각되기에 똑같이 반복 확언을 해주었다.

콧속의 염증은 신경을 안 쓰면 이따금 다시 나타난다. 역시 코와 연관된 무의식 속의 사기(스트레스 덩어리의 부정적 에너지)는 금방 다 사라지지는 않을 것이라 생각된다. 원인인 사기 덩어리가 완전히 없어질 때까지는 이 증세는 계속 나타나지 않을까 우려한다. 피부병은 목 부분을 보면 흔적인 자국은 있는데 치유가 된 것인지, 질환이 나타나 있는 것인지 분간하기가 어렵다. 전에는 피부병 반점 부분을 손으로 긁으면 허옇게(머리에 비듬이 보이듯이) 일어났는데 지금은 그런 현상이 보이지 않는다.

그러다 간혹 가다가 목 부분이 톡톡 쏘는 느낌이 든다. 그럴 때 목을 확인해보면 일부 피부병 자국이 흐물흐물 헌 듯한 피부 반응을 보인다. 다시 확언을 해주면 이 증상도 또 사라진다. 완전히 무의식의 작용이라는 사실을 보여준다고 생각된다. 이런 과정을 거치다 보니 무릎과 어깨 증상은 거의 다 회복되었지만 아직도 비염과 피부병은 좀 더 주의를 기울야야 할 것이다. 여하튼 관련된 남아있는 무의식의 사기를 완전히 처치해야 하는 것이 과제로 남아 있음을 보여주는 듯하다.

시간을 두면서 좀 더 세심히 관찰할 필요가 있다. 어느 정도 해결책의 방향성은 확보한 셈이다. 혼자만 터득한 방법이라면 신뢰성의 문제가 분명히 발생한다. 하지만 세계적 권위의 학자들에 의해서 이미 밝혀진 이론이기에 한결 마음이 가볍다. 적확한 방법이라 감히 말하고 싶다. 필자는 단지 이를 필자의 방법론에 적용하여 치유의 효과를 입증한 셈이다. 이제는 이런 방법이 해결책의 일환으로 제시된다면 마냥 부정의 시각으로만 보기에는 한계가 있음을 인정해야만 할 것이다. 왜냐하면 이들 증상으로부터 탈피해야 하기 때문이다. 의식의 폭을 넓힐 필요가 분명 있다.

대부분의 사람들은 만성 통증 혹은 만성 질환을 한두 가지쯤 경험하면서 살아간다. 특히 허리 통증, 오십견, 무릎 통증, 두통 등이 그 실례이다. 허리가 아프면 우리는 속단하는 경향이 있다. 허리 자체에 문제가 있어서 통증이 온다고 말이다. 흔히 퇴행성이나 디스크에 의해서 만성통증이 수반된다고 생각한다. 그 외의 다른 요인은 없는 것으로 대부분 단정한다. 다른 병도 마찬가지다.

허리가 아프면 퇴행성이든 디스크이든 물리적 구조적 이상에 의한 질병으로 간주한다. 치료 역시 그 결과를 따른다. 만약 디스크라면 디스크가 돌출 현상이 있어서 통증이 온다고 믿는다. 그런데 여기서 눈여겨보아야 할 부분이 있다. 디스크가 튀어 나오면 반드시 아파야 하는가 말이다. 디스크가 튀어나와도 아프지 않는 경우는 얼마든지 많이 있다. 또한 디스크나 퇴행성의 현상이 없다 해도 아픈 경우가 많다는 것을 잘 알고 있다. 허리가 아플 때 디스크나 퇴행성의 현상이 보인다 해서 반드시 이에 의한 통증이라고 단정할 수 있을까? 여기에 함정이 있다고 보인다.

우리가 만성통증을 말할 때 적어도 2~3개월은 되어야 만성통증으로 여긴다. 다행인 것은 우리 몸은 자연 치유력이 있어서 2~3개월이 지나면 대부분의 증상은 치유된다는 사실이다. 그러나 시간이 지나도 통증 현상이 계속적으로 있다면 이는 허리나 어깨, 무릎 등의 구조적 문제가 아니라 다른 데서 원인을 찾아야 한다는 것을 시사한다. 왜 이유 없이 계속 아파야 하는가 하는 의구심을 가져야 한다. 이때는 병원을 가서 진찰을 받는다 해도 그 원인을 제대로 알 수가 없다. 통증 때문에 괴로워 죽겠는데 병원에서는 정상이라고 하는 경우도 많이 있다. 몇 년 혹은 몇십 년 동안 수없이 여러 가지 치료를 해도 치유는 잘 안 되어 같은 병으로 줄곧 고생하고는 한다. 질병의 원인을 정확히 파악하지 못하는 것이 가장 큰 문제가 아닐까?

위의 경험담은 대략 3년 전의 것이다. 그동안 이 질병들을 주의 깊게 관찰하였다. 우선 어깨 통증과 무릎 통증은 그 이후로 한두 달에 한두 번 정도 약간의 징후만 있었는데 그때마다 무의식의 사기여 사라져라 사기여 사라지라고 확언을 몇 분 정도 해주면 증세가 사라졌다. 몇 번 이런 증세가 더 나타났지만 그 후로는 완전히 자취를 감추었다. 염증을 만드는 원인인 트라우마의 부정적인 에너지가 정화 내지 소멸되어 더 이상 작동할 수가 없기 때문이라 여겨진다. 완치됐다는 말이다. 무좀 증세는 역시 간혹 가다가 목 주변을 톡톡 쏘는 느낌으로 나타난다. 그러면 아직도 약간 남아 있는 무의식의 사기가 작동하여 염증이 발생한다는 생각이 들어 반복 확언을 몇 분 정도 해준다. 그렇게 몇 번 더 나타났다 싶더니만 그런 반응도 역시 사라졌다. 일부 남아있던 부정적 에너지가 작용하였던 것으로 생각된다. 완전히 치유됐음을 알 수 있다. 지금도 동전 크기 형태로 목에는 그때의 자국이 남아 있다.

그리고 소화불량과 변비 증세는 바로 없어졌다. 단지 비염 증세가 지금도 약간의 문제를 일으킨다. 코 안에 부스럼이 어쩌다가 생기기도 하고, 때에 따라 콧물이 약간씩 나오기도 한다. 판단컨대 비염과 관련된 무의식의 사기가 아직도 남아있다는 생각이 든다. 일테면 직접 연결되는 같은 유형의 스트레스를 지금도 계속 받고 있는 것이 아닌가 싶다. 현재 진행형으로 말이다. 큰 문제는 안 되기에 개의치 않는다.

이들을 살펴보면 질병마다 개개의 연관된 고유한 스트레스가 별도로 있는 듯하다. 한 종류의 사건 사고에 의한 스트레스 덩어리의 에너지가 하나의 질병을 만드는 것이 아닌가 하는 생각이 든다. 일테면 하나의 스트레스 덩어리의 에너지가 하나의 질병을 만들면서 꽉 잡고서 놔주지 않으니 나타나는 현상이라는 사실이다. 따라서 과거에 생긴 하나의 스트레스 덩어리의 부정적 에너지가 정화되거나 사라지면 결국 질병은 치유된다는 말이다. 더 이상 글리아 세포에 과잉 영향을 주지 않기에 염증 현상이 사라졌다고 추측해본다.

지금 종합편성 TV를 보면 염증의 문제를 크게 부각하고 있다. 그만큼 염증이 건강에 악영향을 주는 요인이라는 사실을 부정할 수 없다. 암에서부터 당뇨, 혈압, 만성통증 등 거의 모든 질병과 염증이 관련 있음을 시사한다. 그만큼 염증 제거가 큰 화두가 되고 있다. 필자는 이의 중요함을 익히 알기에 우리 몸에는 알게 모르게 수많은 염증이 부작용을 일으키지 않나 생각한다. 그래서 각 장기마다 쌓여있는 염증이 있으리라 판단되어 염증 제어를 시도했다.

위장을 생각하며 무의식의 사기여 사라지라고 대략 20~30분 정도 해주었다. 마침 최근 들어 약간 과식을 한다든지, 음식을 먹고서 바로 눕든지 하면 위장이 편하지 못했다. 이러한 현상이 노화가 아닌가 생각하기도 했다. 이런 현상이 죽 이어져 왔기에 제일 먼저 위장에 대해 시도했다. 아니나 다를까 나쁜 현상들이 말끔히 사라졌다. 과식을 해도 큰 문제가 없고, 다른 이상 현상은 보이지 않았다. 아! 노화가 주범이구나 하고 바로 직감했다.

그리고 간장에 대해서 시도했다. 특히 술을 여러 날 마시다 보면 당연히 간장에 무리가 온다고 느낀다. 얼굴이 까매지든지 피로가 쉽게 오는 현상이 나타난다. 역시 20~30분 정도 시행해주었는데 상당히 개선된 듯하다. 심장에 대해서도 시도했다. 요즘 들어 스트레스를 받게 되면 의외로 불안, 초조, 긴장감이 쉽게 나타난다. 이는 앞에서도 심장과 관련이 있다고 표현했던 적이 있다. 역시 무의식의 사기 제어를 해주었다. 그 결과 많이 호전된다고 느낀다. 이런 식으로 오장육부의 모든 장기에 대해서 다 시도해 보았었다. 몸이 가벼워지고 컨디션이 좋아졌다. 노화의 주범이자 질병의 원인인 물질을 몸에서 제어했다 싶어 기분이 상당히 고무되었다.

필자는 코를 자주 푸는 습관이 있다. 그러면 코피가 자주 나온다. 이 현상도 염증과 관련이 있을 듯하여 코를 생각하면서 무의식의 사기 제어를 어느 정도 해주었다. 코피는 더 이상 보이지 않았다. 그리고 입안의 침이 자주 마름을 느꼈다. 이는 폐와 관련 있다고 앞에서도 얘기했다. 폐의 염증 제어를 시도하니 이 증상도 사라졌다. 간혹 손끝 발끝 등에 저림 현상이 온다. 이는 여러 번 경험하였던바 완전히 염증과 관련 있음을 간파했다. 뇌에서 염증을 보내니 해당 부위는 당연히 혈류량이 부족하여 혈액순환이 불량해지고 산소 결핍이 따르며, 국소 빈혈 현상에 의해서 저림이 온다. 역시 염증 제어만 몇 분 정도 해주면 감쪽같이 사라진다.

특별히 이상은 없지만 간혹 생각나면 전신의 염증을 생각하면서 무의식의 사기여 사라져라, 사라져라 하고 약간씩 확언을 해주고 있다. 따라서 내 몸 안의 염증을 순수한 마음만으로 제어할 수 있다는 사실은 큰 축복이라 여겨진다. 안타까운 점은 이러한 사실이 진작부터 발표되었다는 것이다. 서점에 가보면 이와 관련된 책을 여러 권 확인할 수 있다. 우리의 현실에서는 아직도 이 학문을 도입하여 치유하는 사례가 없는 것으로 알고 있다. 그래서인지 위에서도 언급된 많은 질병은 만성병 내지 고질병으로 남아 있음을 보여준다.

뇌에서 조정하는 염증의 치유

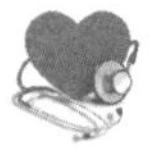

우리 몸 안의 염증이 대부분 어떻게 발생하는지 정확히 알 수는 없겠지만, 경험해보니 태반이 뇌에서 발생하는 것이 아닌가 생각한다. 그렇다면 이의 해결 방법은 뇌에서 발생하는 염증을 제어하거나 차단하는 것이라고 본다. 그래야 사실상 치유된다고 생각한다. 원인은 뇌의 글리아 세포의 영향인데 아픈 부위의 염증만 제어한다고 해서 치유가 잘 될까? 뇌에서는 염증을 계속 보내고 있을 테니 말이다. 원인이 그대로 남아 있으니 당연히 치유는 잘 안 될 것이다.

간단한 예를 들어보자. 만약 무릎이 아프면 마사지를 해주고, 뜨거운 찜질도 하고, 부항을 떠주면 그때는 시원하다. 시간이 지나면 마찬가지로 원래 상태로 돌아간다. 필자도 수없이 겪어봤다. 이들이 시사하는 바는 어떤 처치를 했을 때 다소 통증이 완화되는 것은 그곳의 혈액순환이 촉

진된 결과일 것이라는 점이다. 하지만 뇌에서는 계속 염증을 보내고 있으니 곧 아픔이 다시 온다. 근본적 원인인 뇌에서 발생하는 염증은 그대로 놔두니 계속 악순환을 초래한다고 본다. 한마디로 헛다리만 짚고 있다는 얘기다. 그래서 만성병이자 고질병이라고 판단하게 된다.

조금 더 부언해보자. 주류 의학의 실태를 보면 현재 만성병의 치료 효과는 의식 있는 의사들의 표현으로는 15%~20%(이 예는 미국의 사례임) 정도밖에는 안 된다고 한다. 이것도 순수한 약물 혹은 수술 등의 시술에 의한 효과가 아니라고 한다. 이 약을 복용하면 좋아질 것이라는 희망, 이 시술을 받으면 치료가 되리라는 희망, 기대치에 의한 효과가 과반이라고 한다. 한마디로 플라세보의 효과이다. 실제로 치료 효과는 거의 희박함을 의사 본인들도 시인한다.

그의 반증으로 필자의 친구들 예만 보더라도, 나이 60대 중후반인데 적어도 3분의 2 이상은 이들 만성병을 한두 가지씩은 지니고 있다고 보인다. 아니 개인의 속사정을 다 알 수는 없지만 멀쩡한 사람은 아마도 별로 없으리라 판단된다. 우리 주변에는 웬만큼 나이가 들었다 하면 너나 할 것 없이 만성병, 고질병에 허덕이고 있는 사람들이 태반임을 부정할 수 없다. 특별한 치료 방법이 없다면 생을 마감할 때까지 병마에 시달림은 당연한 결과로 보인다.

현대의학의 발전은 누구도 부인할 수는 없다. 그 기여도는 인정하지만 한계가 있음이 안타까울 뿐이다. 일테면 진단을 하고, 감염성 질환, 외상을 치료하고, 즉각적인 처치가 필요한 급성 질환(심장마비, 뇌졸중 등)은 비교적 관리가 잘되어 성공적으로 치료하고 있다고 보인다. 하지만 만성

질환은 너무도 안타까운 수준에 이른다. 80% 정도가 치유되지 않는 만성병은 어떻게 관리해야 할까? 현재의 실정으로는 의학계에서 해결의 실마리를 제공하리라고 기대하기는 어렵지 않은가 생각한다. 아직도 의료체계의 방향이나 틀에 전혀 변화가 없음이 이를 증명한다고 할 수 있을 것이다.

만성병은 아마도 인체를 세분하여 국소적인 부분적인 면만을 치료한다고 해서 치료가 가능한 것은 아닐 것이다. 인간은 유기체이므로 하나의 만성병이 인체의 여러 부분과 연관되어 있음은 주지의 사실이다. 거기다가 제일 중요한 부분은 질병의 대부분은 영혼이 물 들거나 마음이 혼탁하여 발생하는 현상이라는 점이다. 이들 병든 영혼, 마음이 원인인데 원인은 그대로 둔 채 병의 국소 부분인 증상만을 치료한다 해서 치료 효과가 얼마나 나타날지 결과가 뻔히 보일 뿐이다.

예를 들어 사과나무 한 그루가 있다고 하자. 뿌리는 영혼이요 기둥은 마음이라고 한다면, 뿌리와 기둥이 병들어 사멸해가는 상태에서 가지에 달린 사과 또한 당연히 제대로 크지도 못하고 병색이 뚜렷해질 것이다. 이 사과를 온전하게 하기 위해서 사과에 영양제를 주고 온갖 약제를 투여한다 해서 정상적인 사과 열매를 기대할 수 있을까. 그런 식으로 대처한다면 사과는 곧 곪아서 떨어지고 말 것이다. 현재의 만성병을 치료하는 실태와 비슷하지 않나 싶다. 결국 뿌리와 기둥을 정상적으로 제 기능을 할 수 있게 해주어야만 사과 열매는 온전하게 될 것이다. 한마디로 원인을 무시한 채 결과인 증상만을 치료하려니 당연히 치료는 힘들어진다.

앞에서도 누누이 말하였지만 마음이 육체를 만들었다고 하였다. 마음에 따라서 육체는 변화해야 하며, 그래야 화학적, 물리적 조직에 변화를 일으킬 것이다. 마음이 주인이요 육체는 종이자 시녀이다. 스트레스를 받은 것은 바로 마음이기에 마음이 불편하여 그의 영향으로 육체에는 통증과 질병이 생긴 것이다. 이렇게 나타난 통증과 질병만을 치료하려 한다면 치료가 잘 될까? 설사 어떻게 해서 치료가 됐다 할지라도 재발을 하든지 제3의 질병이 생길 수밖에 없을 것이다. 원인인 근원은 그대로 있기에 시한폭탄처럼 기회만 노리고 있음은 당연하다.

마음이 불편해져서 육체인 병을 만들었다는 것은 바로 심신증을 말한다. 불편한 심리가 영향을 주어 병을 만들었다는 말이다. 주체이자 원인인 심리는 부정하고 무시한 채 결과인 병의 증상만을 붙잡고 씨름하면 해결책을 찾을 길이 없음은 분명할 것이다. 한마디로 인간을 물질로만 보고 있다. 의학은 세분화만 하면 질병이 치료된다고 믿는 것 같다. 기계의 병든 부품만 수정하면 된다는 이치이다. 의학의 법칙들은 안타깝게도 불확실하고, 부정확하고, 불완전한 법칙임을 보여준다. 미완의 법칙임이 여실히 드러난다. 이러한 치료 방법들이 오늘날 무수한 만성병, 고질병을 양산함은 부정하지 못할 것이다. 따라서 의학의 틀과 방향은 의당 수정되는 것이 마땅하다고 생각한다.

각설하고, 이들 심리 요법은 새로운 시각으로 눈여겨보아야만 할 것이다. 아직도 수많은 환자들이 고통 받고 있음은 부인할 수 없다. 사실 모든 사람이 다 이에 해당될 것이다. 일전에 가장 두려운 질병에 대해 설문을 한 사례가 있었다. 첫째는 물론 암이고, 두 번째가 바로 관절 통증이었다. 관절 통증은 오랫동안 치료가 어렵고 고통을 받아야 하니 두려움의 대상이 되는 것은 당연하리라 본다. 인간의 삶의 질, 바로 행복권과 직결되기 때문이다. 이처럼 관절 통증이 우리 삶에서 비중이 크다는 단면을 보여준다. 그러므로 새로운 시각과 인식이 필요함은 자명하다.

원인 제어로 13년간의 비염이 사라지다

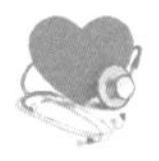

A. 한가지 사건 사고의 트라우마는 그와 관련된 질병을 만든다

이미 앞장에서 언급하였지만 5년 된 무릎 통증, 2년 된 어깨 통증, 비염 증상, 더 오래된 무좀 증상의 원인은 신체의 구조적 요인이 아니었다. 이는 우리 뇌의 무의식에 스트레스가 작용하여 만들어낸 신경성 염증이라는 새로운 사실을 알게 됐다. 이를 기반으로 치유를 시도하여 비염 증상을 제외하고는 완벽히 완치했다고 말했다. 그것도 거의 2~3일 내외로 말이다. 이로써 과거의 사건 사고에 의한 트라우마에서 기인한 스트레스의 부정적 에너지가 병의 주범이라는 사실이 드러났다.

그 적체된 스트레스의 부정적 에너지는 우리 몸에서 배출할 수 없으며 뇌 속의 무의식에 그대로 잔류한다. 이 스트레스 에너지(격노, 분노, 슬픔 등)는 어떠한 작용도 하지 않으면 좋을 텐데, 뇌 속의 글리아 세포를 간

섭하여 큰 부담을 주게 되면 결국 염증을 만든다. 이때 발생한 염증은 뇌에서 명령하면 신체의 약한 부위로 전달되어 통증 내지 병을 만든다. 그래서 대부분의 만성 통증과 만성 질병의 결정적 원인이 된다는 사실이 이미 밝혀졌다. 필자도 이 내용을 적용하여 위의 질병들을 완벽히 사라지게 했다.

처음에는 질병을 일으키는 스트레스가 지금까지 살아오면서 받아온 모든 통합된 스트레스를 말하는지, 아니면 각각의 고유한 사건 사고에서 발생하는 스트레스의 영향인지 분간할 수가 없었다. 경험을 하다 보니 그 윤곽이 드러나게 되었다. 하나의 질병은 그와 관련된 하나의 사건 사고와 연관된다. 앞에서 무릎 통증과 어깨 통증, 무좀 현상은 이미 3년 전에 한꺼번에 완치를 시켰다고 했다.

이것이 정확히 과거의 어떤 트라우마와 관련 있는지는 파악할 수가 없지만 과거에 이미 경험한, 다 종료된 사건, 사고일 것이라고 생각한다. 현재까지 영향을 줄 수 있는 사건 사고는 아니라고 생각한다. 그래서 아픈 부위를 생각하면서 그저 무의식의 사기 사라져라 사라지라고 확언을 해주었다. 따라서 해당 부위에 적체된 스트레스 덩어리의 에너지가 거의 사라졌든지, 혹은 약화되어 힘을 쓸 수 없는 무기력한 상태가 되었을 것이라고 판단한다. 그래서 더 이상은 글리아 세포에 과잉 영향을 줄 수 없고, 염증을 만들 수 없게 되니 자연히 해당 부위는 혈류량이 정상화되고 면역력이 회복되어 병이 사라졌다고 생각한다. 바로 원인이 사라졌다는 뜻이다.

그러나 비염은 최근까지도 심하지는 않지만 꾸준히 영향을 준다. 앞장에서도 언급하였듯이 현재까지 증상이 나타나니 지금도 스트레스를 받고 있는 현재 진행형의 사건 사고가 아닐까라고 표현하기도 하였다. 차분히 과거로 거슬러 올라가 본다. 대략 14년 전에 아버지가 뇌경색으로 쓰러지셔서 9개월 정도 병원에 계시다가 돌아가셨다. 이때 이 일로 집안 식구들, 즉 동생들과 불협화음이 있었다. 장남인 필자가 변변치 못하여 원만한 해결책을 강구하지 못하니 자연스럽게 문제가 야기되었다. 그 결과 스트레스를 심하게 받다 보니 처음엔 위장병이 생기게 되었고, 더불어 비염까지 생겨 고생을 하게 되었다. 위장병 때문에 체중이 75Kg에서 57Kg까지 내려갔고, 결국 아버지가 돌아가시고 병원비가 해결되니 위장병은 자연스럽게 호전되었다.

그러나 비염 증상은 여전히 계속되어 좀처럼 치유의 실마리를 찾지 못하였다. 마음공부를 하던 중이라 마음법을 적용하여 5년 된 비염을 3일 정도에 치유를 시켰다고 전작 『마음이 통하는 치유의 기적』에서 밝힌 바 있다. 그 후 3년 정도는 별 이상이 없다가 조금씩 비염 증상이 다시 나타나기 시작했다. 심하지는 않기에 크게 신경 쓸 일은 아니었지만 간혹 코 안에 염증 현상이 보이면서 부스럼이 나타나고, 코 안이 시큰거리며 콧물이 약간씩 나온다. 그런 상태를 유지하면서 오늘까지 이어졌다.

처음 비염 증상이 생겼을 때는 아무래도 동생들과의 소통 문제로 인하여 스트레스를 받게 되어 병을 얻은 것이 아닌가 하고 추측해 보았다. 사실 어느 집안이나 살아가면서 가정 문제가 항상 원만하기란 쉽지 않을 것이다. 장남이라는 굴레 때문에 부담은 더했을 것이고, 소통 문제 역시 어느 정도는 따랐을 것이다. 생활하면서 이런 유형의 스트레스를 받다 보니 비염 증세가 줄곧 나타난 것이 아닌가라는 생각이 들었다.

최근에 어머니가 몸이 불편하여서 병원 신세를 지셨다. 수술을 하여 중환자실에 계시기도 하였다. 전에 아버지 때와는 다르지만 자연히 형제들과 다소 부자연스러운 관계가 생기기 마련이고, 역시 소통 문제는 어느 정도는 있게 된다. 며칠 전에는 콧속의 부스럼이 평소보다 심하게 나타났다. 생각해 보니, 비염 증상이 아무래도 이 소통 문제와 연관되리라고 추측된다. 어머니가 병원에 계시고 하니 자연 신경이 더 쓰일 수밖에 없다. 그 결과 부스럼이 커진 것이 아닌가? 염증의 작용이 있음을 알기에 무의식의 사기 제어를 해주지만 그때뿐 시간이 흐르면 재발한다. 그러면 어떻게 처치를 해야 할까 고심하게 된다. 이런 스트레스도 일종의 트라우마로 생각할 수 있기에 트라우마로 인정하여 정화하면 어떨까?

앞의 "마음 해독으로 사기를 제어하자."에서 예로 든 트라우마 편을 보자. 과거의 사건 사고의 경험을 회상하게 되면 누구든 아픔(격노, 분노, 슬픔 등)을 느낀다. 우리의 무의식에 그런 아픔의 기억을 그대로 저장하고서 우리는 살아간다. 불행한 일이다. 그래서 마음으로 이들 트라우마도 제어 내지 정화가 가능하다고 하였다. 눈을 감고서 아픔의 크기를 수치화해보자. 1~10까지 수치화 등급을 매긴다. 이때 아주 강렬한 아픔이면 10으로 놓으면 된다. 가족과의 소통 문제를 생각해보니 대략 7~8 정도의 아픔을 느끼게 된다. 그 아픔의 기억을 생각하면서 트라우마 사라져라, 트라우마 사라져라, 트라우마 사라지라고 반복 확언을 10여 분 정도 해주었다. 대략 아픔의 수치가 3~4 정도로 약화됨을 알 수 있었고, 그래서 1 정도 될 때까지 확언을 더 하게 되었다.

다음 날 콧속을 확인해보니 부스럼이 많이 가벼워졌다. 아! 하고 감탄사가 튀어나온다. 여태까지 고생해온 비염의 원인이 바로 가족과의 소통 문제였구나. 원인을 알았기에 기쁘기도 하였지만, 뭐라 표현할 수 없는 허탈감에 빠졌다. 바로 병의 원인이 이런 것인가! 하루 정도 시간이 지나니 부스럼이 완전히 사라졌다. 한 달 아니 몇 달이 지나도 더 이상 염증 현상은 보이지 않는다. 대략 비염 증상이 생긴 지 13년 정도 됐다. (앞으로도 가족 간의 소통 문제는 있을 수가 있지만 이미 그 문제의 본래 에너지의 본질에 대해선 정화를 하였기에 예전처럼 작용하지 못할 것이다. 기세가 완전히 약해져 있기에 영향력이 사라져 걱정할 일은 없을 것이다.) 이런 원인에 대해서는 지금까지 전혀 예측도 못 하고 증상에 휘둘려야만 했다. 참으로 어처구니가 없을 뿐이다. 더 이상 비염의 증상은 보이지 않는다. 완전히 사라졌다고 확신한다.

앞서 뇌 속에 저장된 스트레스 덩어리는 무의식의 사기 제어로 제어를 해왔다고 했다. 트라우마 역시 같은 사기이기에 정화를 하여 수치를 약화시켰다. 똑같은 사기이기에 두 방법 다 같은 효과를 보여 준다. 어찌하든 해당된 스트레스의 부정적인 에너지가 제어 내지 정화가 되었다는 사실이다. 뇌 속의 글리아 세포에 해로운 영향을 줄 요인이 사라지니 더 이상 염증은 발생하지 않는다는 결론에 이르렀다. 원인이 사라졌다는 반증이다. 자연히 병은 사라질 수밖에 없다.

한 가지 알아야 할 사실은 현재 진행형으로 스트레스를 받고 있는 경우에는 어떤 스트레스인지 정확히 인식해야만 처치가 가능하다는 것이다. 물론 과거에 지나간, 다 종료된 스트레스는 알아도 되고 몰라도 상관이 없다. 우리 뇌에서는 정확히 어느 스트레스와 연관이 있는지 인지하여 사라지게 한다는 놀라운 사실을 경험상 알게 되었다. 해당 부위에 혈류가 정상적으로 흐르게 되어 면역력이 회복되니 빠른 시간에 해결되었음을 알 수 있다.

B. 잠재된 스트레스는 염증을 일으킨다

또 하나의 경험을 보자. 2018년도 여름은 너무도 더워 모두가 곤경에 빠져있었다. 덥다 보니 찬물이 최고의 해결책이 되었다. 필자도 바깥 활동을 하면서 얼린 물을 소지하여 항시 마시고 했다. 아예 2리터짜리 페트병의 물을 얼려서 차 안에 가지고 다녔다. 너무 차가운 물을 마시는 것은 건강에 별로 좋지 않다는 사실은 누구든 안다. 얼마 전 이틀에 걸쳐 저녁식사 때 과식을 한 바가 있었다. 한 번 정도면 그래도 괜찮은데 이틀에 걸쳐 과식을 하다 보니 그 후로 속이 다소 불편함을 느꼈다. 며칠이 지나니 속이 메스꺼움을 느끼게 되었다. 필자는 경험상 위장의 메스꺼움이 지속되면 바로 염증이 작용한다는 사실을 알고 있었다. 몇 번의 경험이 있기에 그때마다 무의식의 사기 제어를 몇 분 정도 해주면 이내 사라진다.

여기서 조금 더 서술해보자면, 일반적인 식습관으로 인한 위장 질환은 약을 먹든지 아니면 필자처럼 일반적인 마음법을 적용하면 비교적 수월하게 치유된다. 하지만 염증으로 인한 위장 질환은 이들 방법으로 처치하기가 어렵다고 느낄 것이다. 대부분 치유가 잘 안 되는 만성 위장병은 아마도 염증에 의한 질환이 아닐까 추측해본다. 원인인 염증을 제어해야만 치유되기 때문이다. 메스꺼움이 지속되니 염증 제어, 즉 무의식의 사기 제어를 시도하면 그때뿐이고 시간이 지나면 메스꺼움이 다시 나타난다. 필자는 이런 경우 쾌재를 부른다. 하나의 문제는 또 다른 경험을 할 수 있는 계기가 되기에 오히려 즐기는 편이다. 오해는 없기 바란다.

이 현상이 무엇을 의미하는지 주시한다. 그래서 무의식의 부정적인 에너지의 영향으로 간주하여 최근에 경험하고 있는, 비교적 스트레스의 비중이 큰 사건을 의심하여, 이를 트라우마로 인정해서 트라우마 정화를 시도해보았다. 효과가 없어서 한두 가지 더 집히는 트라우마를 정화하여도 관련이 없는 듯했다. 속이 불편하여 일반적 마음법을 적용도 해보았지만 효과는 그때뿐이었다. 한번은 새벽에 글을 쓰다가 찬물을 마시게 되었다. 조금 있으니 메스꺼움이 심해짐을 느꼈다. 찬물의 영향으로 나타나는 현상이 아닐까? 찬물을 많이 마시면 위장엔 나쁜 영향을 준다는, 이미 이런 관념이 잠재의식에 집적되어 있다가 일종의 무의식의 스트레스로 작용하는 게 아닌가 싶었다.

그러면 트라우마로 생각하여 정화해보면 어떨까. 다음 날 차 안에서 운전을 하면서 트라우마 정화를 20여 분 정도 하였다. 더우니까 얼음물은 마시면서 말이다. 효과는 금방 보이지 않는다. 저녁이 돼서야 메스꺼움이 사라짐을 느끼게 되었다. 아! 이 염증 증상은 바로 찬물과 관련이 있음을 알게 되었다. 그 이후 메스꺼움이 완전히 사라졌기 때문이다. 찬물에 대한 부정적인 생각이 일종의 트라우마가 되어 무의식에 잔류하게 되었다. 이것이 뇌 속의 글리아 세포에 과잉 영향을 주어 염증을 만들었다는 결론이다. 발생한 염증은 뇌에서 명령하니 이미 약해진 위장으로 염증을 보내 메스꺼움이 발생한 것이라고 생각한다. 이처럼 우리의 무의식은 변화무쌍한 작용을 한다. 모든 문제는 무의식의 작용임을 짐작한다. 무의식은 무소불위의 무서운 힘을 소유하는 듯하다. 하나의 경험을 더하니 대부분의 만성병, 고질병은 하나의 사건 사고와 연관되어 만들어지는 질병이라는 사실을 다시 한번 확인한 셈이다.

여기서 질병을 일으키는 과거의 사건 사고의 기억의 크기는 크게 중요한 사실이 아니라는 점을 알아야 하겠다. 반드시 비중이 큰 트라우마만이 질병의 원인이 아니라는 말이다. 찬물과 같은 소소한 일종의 스트레스의 기억도 얼마든지 질병의 원인으로 우리 몸에 작용한다는 점을 알 수 있다. 하지만 어떻게 무의식에서 질병과 해당된 트라우마를 결정하는지는 전혀 예측할 수 없다. 아마도 영원히 알 수 없는 미스터리로 남아있을지 모르겠다. 왜냐하면 우리가 인식하는 현재 의식의 결정 사항이 아니고, 알 수 없는 무의식의 영역에서 일어나는 현상이기에 전혀 가늠할 수 없기 때문이다. 이후로도 몇몇 유사한 경험을 더하게 된다. 역시 진행형의 트라우마는 어떤 스트레스와 연관되는지 제대로만 파악하면 여지없이 그에 따른 질병의 증상은 바로 사라진다.

우리 주변에는 수많은 갈등이 있다. 부부간의 갈등, 고부간의 갈등, 부자지간의 갈등, 이웃과의 갈등, 사회생활에서의 갈등 등등 항시 갈등이 도사리고 있다. 상대와의 갈등이 오랫동안 지속되면 반드시 병이 된다는 점은 잘 안다. 병의 원인인 갈등을 그대로 두고서 아무리 치유하려 해도 잘 안 된다. 그러다 어떤 일을 계기로 상대를 이해하고, 용서하고, 아니면 참회를 해서라도 화해하게 되면 여태까지 지속됐던 병은 순식간에 사라진다. 이런 사례가 너무도 많음을 알고 있다. 왜냐하면 원인은 상대에 대한 미움, 원망, 증오의 부정적인 마음들이기 때문이다. 이들 원인이 일순간에 사라지니, 아니 마음이 사랑, 감사, 화해의 긍정의 마음으로 바뀌니 병이 사라짐을 알 수 있다.

원인인 부정적 에너지가 사라지면 결과인 병도 사라진다. 여기에도 아마 이들 부정적인 마음들은 무의식의 사기로 잔류하고 있었을 것이다. 부정의 에너지가 긍정의 에너지로 변하니 더 이상 글리아 세포에 해를 끼칠 수 있는 영향력이 해제되어 염증의 발생이 중단되지 않았을까?

이렇게 연관을 시켜도 무리는 아닐 것이라 판단된다. 그러니 치유는 신속히 될 수밖에 없을 것이다. 정확하게 단정하기가 아직은 이르지만, 충분한 가능성의 희망을 기대해본다. "무의식의 부정적인 에너지가 문제라는 사실이다." 바로 원인임을 말한다.

온몸이 저리고, 쑤시고,
아픈 원인은 바로 염증

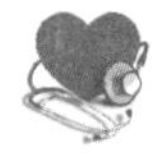

주변을 보면 나이가 든 대부분의 노인 분들은 시간이 갈수록 아픈 부위가 새롭게 생겨나 여기저기 아프지 않는 곳이 없다고 하소연한다. 저리고, 쑤시고, 통증을 느낀다고 하신다. 원인을 모르는 아픔이 대부분이다. 속수무책 당하고만 있을 뿐이다. 당장 필자의 어머니만 보더라도 팔다리, 허리, 어깨 등 아프지 않은 곳이 없다고 하신다. 다리는 10여 년 전에 양쪽 다 무릎관절염 수술을 한 상태다. 수술 후 얼마 지나지 않아 무릎 아래쪽에서부터 발끝까지 저리고 쑤셔서 전전긍긍 쩔쩔 매신다. 약물 치료, 물리 치료, 찜질, 족욕, 침, 부항 치료 등 할 수 있는 방법은 다 동원하여도 효과는 없고 고통만 따른다고 하소연하신다.

허리는 원래 시골 분이라 농사일을 많이 하셔서 지금은 거의 기역자 형태로 굽어져 있는 상태다. 유모차가 없으면 아예 움직일 수가 없다. 그리고 어깨도 양쪽 다 통증이 와서 고생이 이만저만이 아니다. 나이가 들면 기력은 떨어지고 면역력은 자연히 저하될 수밖에 없다. 염증은 신체의 약한 부분으로 전달된다고 했다. 트라우마로 발생한 염증은 저항력이 떨어져 있는 노인 분들을 무차별적으로 괴롭히는 최대의 적임이 여실히 드러난다.

주변의 노인 분들이 다들 이와 유사한 양상을 띠고 있음은 일반적인 현상이라 보인다. 노인 분들은 흔히 어디어디 병원이 용하다고 소문을 듣고서 치료를 받으신다. 효과는 오래가지 못하고 다시 원상태로 돌아온다. 한마디로 치유의 방법이 없음을 설명하는 듯하다. 대부분의 노인 분들이 마지막까지 이런 힘든 고통을 겪으면서 전전긍긍하다가 생을 마감하시는 걸로 우리는 알고 있다. 결론은 원인을 모르기에 이런 현상이 나타나리라고 본다. 나타난 증상만 치유하려니 결과는 부정적일 수밖에 없지 않을까?

필자의 경험을 보면 나이가 60대 중반이라 그런지 간혹 가다 손도 저리고, 발도 저린 경우가 나타난다. 그리고 손가락 마디가 쑤시고, 손목이나 팔꿈치도 이따금 쑤시는 경우가 있다. 잠을 잘못 자면 목이 아프기도 하고, 옆구리가 비교적 자주 결리고, 간혹 다리에 쥐가 나기도 한다. 허리도 자주 통증을 느끼고는 한다. 이런 현상들은 앞 장에서 이미 언급하였듯이 대부분 염증의 결과임을 말하였다. 바로 뇌에서 발생하는 염증이 원인이라는 말이다. 무의식 속에 집적된 트라우마의 부정적 에너지의 활동으로 인하여 이런 증상들이 나타난다. 바로 심신성이다. 심신성은 심리, 정서 상태가 신체에 영향을 주어 나타나는 현상이다. 이때 트라우마 스트레스의 부정적인 에너지를 정화만 해주면 이들 증상은 가볍게 사라진다. 뇌에서 발생하는 염증의 원인이 소멸되어 더는 염증이 생성되지 않아 아픈 부위의 혈류가 정상으로 회복되니 치유가 완벽히 되고 있음을 보여준다.

최근에 업무로 인한 스트레스가 비교적 심하여 두 달여간 스트레스를 죽 받아왔다. 그 결과 허리 통증이 심해졌다. 처음에는 원인이 어디에 있는지 감을 잡을 수가 없었다. 이 방법 저 방법 시도하여도 치유는 효과가 없었다. 결국 업무에 의한 과중된 스트레스가 일종의 트라우마가 돼서 영향을 미친 것으로 드러났다. 바로 허리를 생각하면서 업무에 따른 스트레스인 트라우마 사라지라고 트라우마 사라지라고 확언을 수십 분 정도 해주니 이 증상이 말끔히 사라졌다. 지금은 업무로 인한 스트레스는 많이 가벼워진 상태이지만 진행형의 트라우마이기에 잔여 에너지에 의하여 언제 또 통증이 나타날지 예의 주시하고 있다. 과거에 종료된 트라우마가 정확히 어떤 트라우마인지 모르더라도 그냥 아픈 부위를 생각하면서 그와 연관된 트라우마는 사라지라고 정화를 하면 효과가 나타난다. 반면 현재 진행형의 트라우마는 정확히 어떤 트라우마인지 알아야만 정화하였을 때 효과가 나타남을 다시 확인하게 된다. 뇌 속의 무의식의 정체는 알 길이 막연할 뿐이다.

스트레스가 정서와 신체에 부정적 영향을 미치기에 잠재하는 이들을 정화 내지 소멸시키는 것이 중요한 관건으로 남는다.

필자는 나름의 판단으로 모든 트라우마를 한꺼번에 소멸시킬 수도 있지 않을까 하는 기대감으로 무의식에 집적된 모든 트라우마의 정화를 시도해 보았다. 앞에서도 감기에 걸렸을 때 오장육부의 사기를 제어하면 감기가 치유된다고 하였다. 그리고 오장육부의 사기 제어를 해주면 몸의 건강 상태가 좋아진다고 말하였다. 우리 뇌의 의식은 이같이 한꺼번에 마음이 의도하는 바를 정확히 인식하여 임무를 수행하는 놀라운 능력과 힘이 있다.

우리가 살아오면서 겪는 트라우마의 수는 무려 수천에서 수만 가지 이상으로 헤아릴 수 없을 만큼 많을 것이다. 우리 뇌의 의식은 무한 차원의 능력과 힘이 있기에 수천 개의 트라우마의 부정적인 에너지를 한꺼번에 정화할 수 있다고 기대해본다. 그래서 내 안의 모든 트라우마는 사라지라고 사라져버리라고 약 1시간 이상을 확언을 해주었다. 그 결과 기대에 상응하는 효과가 나타났는지는 정확히 모르겠지만 정화를 해준 후 몇 달이 됐다. 아직까지 저림, 담 결림, 관절 마디가 쑤시는 증상, 쥐나는 현상 등은 나타나지 않는다. 효과가 있다고 여겨진다. 반면 진행형인 트라우마는 여전히 영향을 미치려고 시시탐탐 노리고 있을 것이라 당연히 짐작한다. 이 사실이 정확하다면 우리 뇌의 능력과 힘은 가히 불가사의한 무한한 지혜를 가지고 있다고 보인다.

지금까지 뇌에서 만들어진 염증은 신체의 약한 부분을 찾아 영향을 준다고 말하였다. 우리가 젊거나 건강할 때는 아무래도 염증의 영향권에서 비교적 멀리 벗어날 수 있을 것이다. 그러나 신체의 어느 부분이 약화되어 있을 때는 우리의 무의식이 정확히 이를 간파하여 염증을 만들어 약한 부분을 공격하고 있음을 알 수 있다. 그 결과가 질병으로 드러나니 말이다. 그러니 나이가 들어 노년에 이르면 신체의 면역력, 저항력이 현저히 떨어져 염증의 무차별 공격에 노출될 수밖에 없을 것이다. 건강에 항시 유념하여

적절한 운동, 좋은 섭생도 필요하겠지만 스트레스의 관리가 무엇보다도 중요함을 재인식할 필요가 있다,

이렇게 만성병(고질병)의 해결 방법을 찾게 되었다면 커다란 희망이자 축복일 수밖에 없다. 아직은 객관적으로 증명이 안 되었지만 충분히 효과를 낼 수 있는 방법이라고 확신하는 바가 있다. 필자와 같이 공부를 하는 분들 중 여러분이 이 방법을 터득하여 효과를 보고 있다. 그리고 미국에서 위의 학문을 확립한 의료진들에 의하여 수천 건의 임상 성공 사례가 밝혀지고 있다. 우리 마음의 결과로서 이와 같은 현상들이 이루어진다. 내 안의 마음이나 당신 안의 마음은 성질, 성격이 똑같다. 약간 개성의 차이는 있겠지만 우리 모두의 마음은 온 곳이 바로 한곳이기에 어쩔 수 없이 그 특성이 한결같이 똑같기 때문이다. 필자가 가능하다면 당신도 가능함은 지극히 상식적인 일일 뿐이다. 따라서 이들 내용을 가볍게 넘겨서는 안 될 것이다. 아직까지 확실한 치유 방법이 없기에 이런 방법이 해결책으로서 일말의 가치와 가능성이 있다면 충분히 연구하고 분석할 필요가 있다고 본다.

따라서 지금까지의 내용들은 한결같이 질병의 원인을 수정 내지 해제하는 방법론을 서술하였다고 말할 수 있다. 증상은 전혀 고려치 않고 원인만을 보고, 원인만을 사라지게 하는 방법이다. 원인이 사라지면 면역력이 복구되면서 자연스럽게 치유는 우리 몸이 스스로 알아서 해 준다는 사실이다. 그러니 증상은 아예 신경을 쓸 필요가 없을 뿐이고, 원인이 그런 증상의 상태로 만들었기에 원인만을 볼 뿐이다. 마음이 이런 해결의 중심임을 우리는 알아야만 하겠다. 바로 마음이 만법萬法의 근본임을 말이다.

내 안의 마음의 힘은 실로 위대함을 알 수 있다. 마음의 힘과 역량은 우리 인간의 두뇌로는 전혀 가늠할 수가 없다. 무한한 힘과 능력은 어디까지일까! 이 능력과 힘은 자연의 힘이자 우주의 힘인 우주 의식, 초월의식, 신의 의식임을 말하는 듯하다. 실로 무한함, 무한 차원을 말한다. 좀 더 마음에 대해서 관심을 가져야 함은 우리 모두의 책무이자 당연한 귀결이라고 판단된다.

놀랍기만 한 치유 사례들

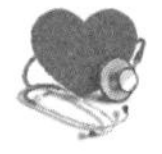

필자와 같이 공부하는 분들이 여러 분 있다. 몇 분만 간략히 소개한다. 한 분은 50대 중반이다. 이분은 과거 우연히 일과 관련이 있어서 알게 된 분이다. 어느 날 전에 살던 곳에서 우연히 만나게 되었다. 내가 사는 주변에 살고 있었던 것이다. 이분에 대한 인상을 말하자면, 항시 얼굴에 웃음기를 띠고 있었고, 유머 감각이 남달랐다. 그런 분이 초췌해서 영혼이 이탈한 듯, 무기력하게만 보였다. 반갑기도 하지만 어찌된 영문인지 궁금하여 물었더니 최근에 정신병동에서 퇴원하여 집에서 가료 중이라고 하였다. 집안에 문제가 생겨 큰 충격으로 인한 스트레스를 받아 심신이 피폐되어 있던 중 본인의 의사와는 상관없이 가족의 등에 떠밀려 정신병동에 가게 되었다고 한다.

그런 결과 지금은 우울증 증세에다 심한 불면증과 영혼의 피폐까지 겹

쳐 무기력하기만 하여 집에 있다고 했다. 그래서 필자가 조금이나마 힘이 될 수 있지 않을까 하는 심정에서 마음법에 대해서 저녁 시간을 이용하여 여러 번에 걸쳐 강의식으로 설명하였다. 심리적 변화에 의해 서서히 증세가 호전됨을 보여주더니 얼마 지나지 않아 완쾌되어 정상적인 생활을 하게 되었다. 지금은 직장 생활도 아무 이상 없이 잘하고 있다. 간혹 만나서 소주 한잔씩 하는 사이가 되었다.

한 분은 70대 후반의 노익장을 과시하는 분이다. 기독교 신자로서 성경 공부를 많이 하시어 이론이 충만하고, 마음을 굉장히 중하게 여기시는 분이다. 웬만한 신체 증상이 있으면 약이나 다른 요법은 아예 무시하고 마음만으로 관리하려고 하신다. 그러던 중 필자의 책을 접하시고 더욱 탄력을 받아 모든 부분에 마음법을 적용하고 있다. 필자의 방법들을 터득하여 본인의 증상을 마음만으로 처치한다. 치통을 비롯하여 소소한 통증, 질병 등은 당연히 해결하신다. 그리고 백내장의 증세로 수술 진단을 받았는데도 마음만으로 처치하여 회복이 많이 되어 정상적인 생활을 하고 계신다.

최근에 심장의 이상으로 필자가 약간 조언을 했지만 무난히 스스로 해결하신다. 그리고 건강검진을 받았는데 모든 부분에서 아무 이상이 없는 정상 상태라고 자랑하시듯이 즐거워하신다. 커다란 축복이라 여겨지며 필자 나름으로 뿌듯함을 느낀다. 이분은 목소리가 우렁차시어 젊은이 못지않은 활력을 느끼게 해주시는 분이고, 의식이 남달라 항시 긍정의 시각을 펴신다. 필자와 처음 마음법을 공부할 때 성경 이론이 풍부하여 이해력이 남달라 방법론을 금방 습득하시었다. 주위 분들에게도 많이 전도하는 역할을 하고 계신다.

다른 한 분은 연세가 80대 중반이신 창원 분이다. 이분 역시 마음을 중시하는 의식을 강하게 소유하고 있다. 필자의 책을 접하고 있던 중 2018년도에 대장암 진단을 받아 복부 절개는 하지 않고 천공을 뚫어 암 부분만 드러냈다고 하신다. 그 후 항암과 방사능 치료 없이 마음만으로 치유를 시도하였고 어떠한 약도 복용하기를 거절하시었다. 마음만으로 이겨낼 수 있다는 자신감이 있었고, 항시 병 정도는 별거 아니라고 무시할 수 있는 자세를 유지해온 걸로 알고 있다. 한마디로 정신세계가 투철하고 신념이 강함을 알 수 있다. 필자는 중간 중간에 약간의 조언만을 해준 셈이다. 그리고 필자의 이론과 방법을 진작 습득하시어 적용하고 계신다.

얼마 전 전화로 하시는 말씀이 주위 사람들이 다들 얼굴이 많이 좋아졌다는 말을 한다고 하신다. 마음만으로 몸 안의 사기 제어를 충분히 해주고, 어혈이나 혈관 청소 등을 열심히 해준 결과로 보인다. 필자는 그저 감사할 따름이었다. 그때까지는 이분에게 트라우마 부분은 얘기를 못 하였다. 트라우마도 적용해보시라고 권하였다. 대부분 치유가 잘 안 되는 만성병은 거의 스트레스의 영향인 심리에서 기인하는 질병이기에 원인인 트라우마의 부정적 에너지를 정화 내지 제어를 못 하면 치유가 안 된다는 점을 말해주었다. 3일쯤 있다가 전화로 하시는 말씀이 트라우마를 적용하니 효과가 크다고 하신다. 그동안 변비가 좀 있었는데 말끔히 사라졌고, 20여 년 된 무릎 통증이 많이 가벼워졌다고 하신다. 그러면서 하시는 말씀이 이 트라우마는 인간의 산 역사라고 하신다. 태어나면서부터 줄곧 자신과 같이했기에 한 개인의 역사라고 말하신다. 충분히 공감되는 말씀이다.

이분을 보면 분석력이 아주 뛰어남을 알 수 있다. 어떤 의미가 있는 글귀가 있으면 그를 이해하기 위하여 분석하는 태도가 몸에 밴 분이시다. 일테면 필자의 방법이 왜 효과가 있는지 이를 세심히 연구하고 분석하여 나름의 견해를 펴신다. 이러이러한 원리에 의해서 효과가 나타난다고 말하여 주신다. 통찰력이 대단함을 알 수 있다. 경험상 하시는 말씀이 필자의 방법을 터득하려면 필자의 책을 적어도 몇 번은 읽어야 가능하며, 한두 번 읽어서는 부족하다고 하신다. 왜냐하면 책의 내용들이 평상시에 접할 수 있는 내용 같으면 쉽게 이해되겠지만 새로운 차원의 내용이기에 좀 더 분석하는 자세로 여러 번 접해야 된다는 것이다.

이분은 지금 다섯 번째 읽고 계신다고 한다. 아직도 새로운 부분이 부각되면서 깨우침을 일깨워 준다고 말하신다. 그리고 양자역학의 중요성을 말하시면서 『왓칭』이라는 김상운 씨의 저서를 같이 연관 지어 보면 방법을 터득하는 데 많은 도움이 된다고 경험담을 말해주신다. 어차피 필자의 저서 『마음이 통하는 치유의 기적』의 내용이나 『왓칭』의 내용은 주류가 양자역학 아니 양자의식 역학의 이론을 바탕으로 이루어졌다 하여도 무리는 아니라고 생각하게 된다.

조금 더 부언한다면 양자역학은 아인슈타인의 상대성 원리와 비슷한 연대인 1900년대 초에 확립된 이론이다. 양자역학이라 하면 일반인들은 대부분 생소함을 느끼고, 그나마 전문 공부를 하는 일부에게만 알려져 있는 학문이어서 안타까움을 느낀다. 세상의 의식 문화의 원리와 이치가 양자역학을 바탕으로 확립되고 해석되고 있다는 것은 주지의 사실이다. 필자가 항시 안타까워하는 부분이 있다. 왜 진작부터 우리의 교과서에 이들 학문이 실리지 않았는가. 진작부터 우리가 이들 내용을 알고 이해를 하였다면 세상은 엄청나게 밝아졌을 것이라고 짐작해 본다. 더불어 질병도 상당히 줄어들었을 것이 확실하다고 본다. 그만큼 우리 의식의 중심부에 위치한 핵심적 원리라는 말이다. 성경이나 불경의 난해한 이론들이 여지없이 양자역학에 의해서 타파되었다.

또 다른 분은 70대 후반의 여자 분이다. 어려서부터 몸이 약하였고, 5년 전부터는 심부전 증상으로 심장이 약하여 수시로 병원 신세를 지신다. 얼마 전에는 중환자실까지도 경험하시었다. 필자와 인연이 되어 마음법을 공부하여 처음엔 암시 요법을 적용하였고, 그다음에는 사기 제어법을 공부하여 심장의 사기 제어, 심장에 있는 혈관 청소의 일환으로 혈관 사기 제어를 시도하였다. 그리고 트라우마도 적용하였다. 수일 후 하시는 말씀이 양쪽 가슴 밑에 누런 땀이 흥건하게 젖는 현상이 있다 하신다. 그것은 아마도 그동안 심장을 찌들게 한 노폐물이 빠져나왔음을 의미하는 것으로 보인다. 더욱 박차를 가해주니 숨이 가쁜 증상이 줄어들며 심장이 쪼그라드는 느낌에서 벗어나 심장이 활짝 펴지는 기분이 든다고 하신다. 그리고 소변 배출이 잘 안 되어 하반신이 많이 부어있어서 물을 마음대로 못 마신다고 하셨는데 이제는 소변도 자주 많은 양을 보시고 소변볼 때 큰 어려움이 없다고 한다.

이분은 필자와 처음 전화통화를 할 때에는 기력이 떨어져 목소리도 쉐쉐하여 겨우 알아들을 정도였고, 표현도 몇 마디 하지 못하였다. 지금은 목소리가 살아나 상당히 전화기가 카랑카랑 울릴 정도로 활력이 넘친다.

말씀도 이제는 청산유수로 달변이시다. 위험한 고비는 넘기었고, 심장병 증상이 거의 70~80% 정도까지는 회복되었다고 생각된다. 불과 20여 일 정도 만에 일어난 일이다. 그때까지만 하더라도 병원에서는 이 증상은 더 이상은 치료가 어렵고, 단지 이보다 심하지 않게끔 관리하는 것만이 최선의 방법이라고 하였다 한다.

하지만 호전이 되었기에 검진을 받아본 결과 상당히 많이 좋아진 걸로 나타난다. 오히려 어떻게 이렇게 좋아졌냐고 병원에선 의아해할 뿐이다. 아직도 하반신이 부은 것이 문제지만 기질적인 현상이기에 서서히 증상이 호전되리라 본다. 심장병이 많이 호전되어 고무되어 희망과 기대가 대단하시고 웃음소리가 끊이지 않으신다. 물론 필자의 중간 중간 조언도 필요하였다. 더불어 양쪽 눈에 발생한 백내장 증세로 수술을 해야 하는데 마음만으로 치유하려고 지금 노력 중이시다.

그다음은 친구의 이야기다. 친구는 무거운 물건을 들고 무리를 하여 양쪽 팔꿈치에 통증이 심하게 와서 불편하기 짝이 없다고 한다. 무거운 물건을 든 것이 원인이라 여기고 있다. 하지만 무거운 물건을 들었다는 것은 원인이 아니라 하나의 매개체이자 연결 고리임을 알아야만 하겠다. 만약 젊었을 때 이런 경우를 겪었다면 아마도 별탈이 없었을 것이다. 이는 원인이 아니라 방아쇠 역할을 하고 있다는 얘기다. 뇌에서 발생한 염증은 인체의 약한 부분으로 전달된다고 앞서 여러 번에 걸쳐 설명했다. 무리를 한 팔꿈치가 이미 약해져 있다고 볼 수 있을 것이다. 그것을 눈치 챈 뇌에서 바로 염증을 약해진 팔꿈치로 보냈다는 것을 알 수 있다. 염증은 바로 과거 트라우마의 스트레스의 부정적인 에너지에 기인하여 발생한다. 부정적인 에너지(격노, 분노, 슬픔 등)가 뇌의 글리아 세포에 과잉 영향, 즉 충격을 주게 되면 여기서 염증이 만들어진다. 그 염증이 약해져 있는 팔꿈치로 전달되어 통증이 수반된다. 친구는 처음부터 약물 치료를 하였지만 효과는 없어서 고통을 받던 중 우연히 필자가 알게 되어 조언을 해준 셈이다.

통증은 무의식의 부정적 심리가 원인이기에 원인인 심리를 처치하지 못하면 치유는 어려울 것이라고 얘기하였다. 그리고 신경 쓰지 말고 팔을 맘껏 쓰라고 말하였더니 친구가 하는 말이, 약국에서는 함부로 팔을 쓰지 말고 조심하라고 했다 한다. 통증을 팔꿈치의 구조적인 문제에 의한 것으로 보고 있다는 얘기다. 필자는 반사적으로 약을 복용하여 치유가 되는 중이라면 그 말을 따를 필요가 있겠지만 효과가 없는데도 그 말을 옳다고 따라야 하느냐고 반문 아닌 반문을 하였다. 이 증상이 심리에 의해 신체에 나타난 증상이라면 팔꿈치 부분은 구조적으로 아무 이상이 없다는 사실은 이미 미국의 의학계에서 밝혀진 것이다. 단지 염증에 의하여 수반되는 통증이기에 팔꿈치는 물리적 이상이 없다는 것이다. 심리 문제이기 때문에 환자가 인정해야만 무의식에서 이를 간파하여 자기의 속셈이 드러나게 되니 그 영향력이 무력화되어 치유가 된다는 것이다. 그래서 무시하고 마음껏 팔꿈치를 사용하는 것이 오히려 치유를 촉진한다는 사실을 알아야 하겠다.

이런 내용과 함께 필자는 간혹 조언을 해주었다. 서서히 치유가 진척되었고, 약 2~3개월에 걸쳐 약간씩 조언을 해준 결과 증상이 완전히 사라졌다. 완치되었다는 말이다. 한 가지 더 짚어야 할 부분이 있다. 이 증상과 연결된 트라우마의 사건 사고는 크기가 상당히 커서 부정적인 에너지의 양이 많아서 정화하는 데 상당한 시간이 소요됨을 알게 되었다. 몇 달이 지났지만 아무런 이상이 없다고 한다.

또 다른 예로, 한번은 초등학교 모임에 참석하였는데 뜬금없이 한 친구가 자기는 왼쪽 어깨가 아파서 고생한다고 말했다. 나중에 전화로 물어보니 어깨가 쑤시고, 으리으리하면서 고통이 따른다고 했다. 약 8개월 정도 됐다고 한다. 그래서 필자가 조언을 좀 해줄 테니 상태를 살펴보자고 하였다. 간혹 조언을 해주면서 물어보면 상태가 가벼워지고 있다고 한다. 대략 20여 일 정도에 완치가 된 셈이다. 이 친구는 작은 트라우마와 연결되어 있음을 알 수 있다. 얼마 지나지 않아 부정적인 에너지가 수월하게 정화 혹은 소멸됐으니 말이다.

마지막으로 필자의 집사람의 예이다. 손목이 갑자기 아파 와서 무거운 물건들을 들을 수가 없다고 한다. 칼질하는 데도 영향을 준다고 한다. 필자는 위의 친구의 예와 같이 심리 문제로, 손목은 구조적으로 아무 이상 없으니 겁을 내지 말고 손목을 마음껏 쓰라고 말하였다. 겁을 내고 조심하는 마음이 오히려 치유에 방해를 준다는 것이다. 겁을 내지 않고 마음껏 쓰다 보면 큰 문제가 없다고 느끼게 되며, 이는 심리적인 문제라고 본인 스스로 알게 되면서 인정하게 된다. 무의식의 부정적인 에너지(격노, 분노, 슬픔 등)의 도피처를 찾는 일종의 속임수가 노출되기에 그 의도가 조금씩 무력화되어 자기는 이제 쓸모가 없다고 판단하여 힘이 빠지면서 무기력해져 통증이 줄어든다. 집사람에게 간혹 가다가 물어보면 그렇게 통증은 못 느끼지만 필자의 이론을 완전히 받아들이지 못해서인지 조심은 한다고 말한다.

여성의 갱년기 증상도 충분히 치유가 가능하리라 본다. 이 증상이 나타나면 수시로 상반신으로 열이 차올라와 집사람도 여러 해 동안 불편을 겪었다. 이는 자궁이 열을 보존해야 되는데 나이가 들면서 자궁의 힘이 자연히 약해지면서 열 보존을 못 하여 사방으로 열이 빠져나가는 현상이라고 한다. 자궁에는 그동안 많은 사기가 침착되어 있음이 분명할 것이고, 혈관도 많은 노폐물이 쌓여서 혈액순환의 부조화가 따를 것이다. 어혈도 가세함은 당연하리라 본다. 트라우마의 영향도 있을는지는 의문이다. 그래서 필자는 약간의 조언을 해주다가 시간도 부족하지만 가족이라서 그런지 일반적인 병의 증상이 아니기에 크게 신경이 쓰이지 않는다. 가능성은 충분하리라 보기에 기회를 엿보고 있는 중이다.

그리고 비만에 대해서 간단히 서술해보자. 필자의 큰아들이 과체중이라 큰 부담이 되고 있다. 물론 다이어트를 여러 번 시도하였지만 매번 요요현상으로 인하여 체중이 점점 더 증가되어 거의 정점에 다다른 듯 보인다. 이제는 속수무책으로 아예 다이어트를 포기한 상태에 있는 듯하다. 그래서 필자는 비만에 대해서 분석하는 처지가 되었다. 더불어 필자 자신도 체중이 증가되어 은근히 걱정된다. 키가 176cm, 평소 체중이 75~76Kg이었는데 83Kg까지 불어나서 반드시 조치를 취하여야만 할 것 같다. 처음엔 마음만으로 체중을 줄여보고 여러 방법을 시도하였지만 여의치 못하였다.

결국은 밥이나 면 종류의 탄수화물 섭취는 가급적 배제하고 고지방식(돼지고기만 섭취) 다이어트를 시도하여 약 두 달에 걸쳐 6Kg 정도 살을

뺐다. 물론 요요 현상이 문제가 되는 것은 당연하다. 책을 보면 인슐린 저항성이 요요의 가장 큰 주범으로 드러난다. 췌장에서 분비되는 인슐린은 우리 세포가 혈액에서 당과 지방을 흡수해 그것을 연소함으로써 에너지를 얻을 수 있게 도와준다. 세포가 인슐린에 제대로 반응하지 않게 되면 췌장은 인슐린을 더 많이 만든다고 한다. 양을 늘리면 세포들이 마침내 그 메시지를 받아들일 것이라고 기대하고서 말이다. 그래서 췌장이 인슐린을 더 많이 분비하면 세포들이 인슐린에 더 강한 내성을 보이는 악순환을 초래한다. 인슐린 저항성이란 한마디로 세포들이 인슐린에 무뎌지는 현상을 말한다.

결국 세포들은 인슐린에 대한 반응을 완전히 멈춘다. 그 결과 세포가 혈액에서 당과 지방을 흡수하지 않으면 당과 지방이 혈액 속에서 끝없이 순환하고, 동맥과 간처럼 불필요한 곳에 가서 쌓인다. 이런 상황은 제2형 당뇨병과 고혈압을 낳고, 상황이 개선되지 않으면 결국에는 동맥 손상, 신장 병증, 시력 상실, 심장병을 초래한다고 한다. 게다가 세포는 혈액에서 당과 지방을 섭취하지 못해 영양분 부족에 시달린다. 그리고 배고픔을 느끼고 더 많은 음식을 먹게 되어 몸에 지방이 더 많이 쌓이면서 악순환이 이어진다. 이같이 인슐린 저항성은 결정적인 악영향을 초래한다.

인슐린 저항성은 고지방 식품에 계속 노출되고, 불필요한 지방이 체내에 축적될 때 세라마이드라는 독성 지질이 생성되어 발생한다고 한다. 이 세라마이드라는 물질이 점점 더 많이 생성되면 인슐린 내성과 염증, 세포의 죽음을 초래한다는 것이다. 세라마이드 물질을 제거하는 것만이 해결방법이 될 것이다. 그래서 필자는 6Kg 정도의 살을 빼고서 필자 나름의 사기 제어 방법을 적용하여 세라마이드라는 일종의 사기를 제어하였다. 그 결과 현재 6~7개월이 지났지만 요요 현상은 전혀 없다. 약간씩 체중이 증가하는 기미가 보이면 바로 세라마이드 사기 사라지라고, 사라지라고 확언을 20~30분 정도 해주면 바로 체중이 정상으로 돌아온다.

큰아들에게도 다이어트를 다시 시도해보라고, 요요의 주범인 인슐린 저항성은 처치가 얼마든지 가능하다고 말을 하여도 반응이 별로 시원치 않다. 그리고 더욱 중요한 점은 당뇨병의 대부분을 차지하는 제2 당뇨병의 치유의 가능성을 기대해볼 수 있다는 것이다. 인슐린 저항성이 주된 원인인데 이를 처치할 수 있다면 큰 희망이 되지 않을까?

지금까지 간단히 몇 분의 예를 들었다. 이와 같이 대부분의 만성통증이나 질병은 심리와 연관되어 있음을 알 수 있다. 원인은 바로 트라우마의 부정적인 에너지이다. 원인을 분석하여 처치하면 자연히 결과에 해당하는 증상인 통증이나 질병은 치유된다는 이치다. 원인이 사라지면 그다음의 치유는 우리 몸이 스스로 다 알아서 한다는 논리다. 이 사실이 적확하다면 이런 이치를 알든 모르든 그냥 지나치게 되면 그 결과, 매우 큰 오류를 범하게 될 것이다. 나이가 들면 거의 모든 사람이 이런 유형의 통증과 질병을 아마도 한두 가지쯤은 가지고 있지 않을까. 우리 모두의 문제임은 틀림이 없다. 필자는 단지 미미한 빛이 되어 의학의 발전에 조그마한 시금석이 될 수 있으면 하고 바랄 뿐이다. 좀 더 시각을 달리 해야만 하리라고 본다.

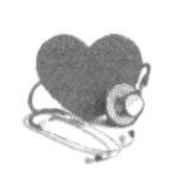

이와 같이 대부분의 만성통증이나 질병은 심리와 연관되어 있음을 알 수 있다. 원인은 바로 트라우마의 부정적인 에너지이다. 원인을 분석하여 처치하면 자연히 결과에 해당하는 증상인 통증이나 질병은 치유된다는 이치다. 원인이 사라지면 그다음의 치유는 우리 몸이 스스로 다 알아서 한다는 논리다.